颈 椎 病

JINGZHUIBING

第 4 版

编　著　李平华　孟祥俊　张丽英

河南科学技术出版社

·郑州·

内容提要

本书在前 3 版的基础上经修订而成，是专题介绍颈椎病的小册子，包括颈部解剖与生理；颈椎病的病因病机、检查方法、分型与鉴别诊断、药物治疗、外用药、针灸治疗、小针刀疗法、物理疗法、穴位注射疗法、封闭疗法、推拿疗法、功能锻炼及预防等。本书内容简明，图文并茂，实用性强，适合基层医务人员和颈椎病患者阅读参考。

图书在版编目（CIP）数据

颈椎病/李平华，孟祥俊，张丽英编著. —4 版. —郑州：河南科学技术出版社，2021.5
ISBN 978-7-5725-0364-1

Ⅰ.①颈…　Ⅱ.①李…　②孟…　③张…　Ⅲ.①颈椎－脊椎病－诊疗　Ⅳ.①R681.5

中国版本图书馆 CIP 数据核字（2021）第 051795 号

出版发行：河南科学技术出版社
　　　　　北京名医世纪文化传媒有限公司
　　　　　地址：北京市丰台区万丰路 316 号万开基地 B 座 1-115　邮编：100161
　　　　　电话：010-63863186　　010-63863168
策划编辑：杨磊石
文字编辑：刘英杰
责任审读：周晓洲
责任校对：龚利霞
封面设计：吴朝洪
版式设计：崔刚工作室
责任印制：苟小红
印　　刷：河南省环发印务有限公司
经　　销：全国新华书店、医学书店、网店
开　　本：850 mm×1168 mm　1/32　印张：7.75　字数：193 千字
版　　次：2021 年 5 月第 4 版　　2021 年 5 月第 1 次印刷
定　　价：29.00 元

第1版前言

颈椎病为中老年人的常见病、多发病,近年来由于互联网、游戏机的使用,长期低头,中青年发病有增多的趋势,甚至青少年亦有发病。以往发病多为冬春季,受风寒而发,现代由于空调、电扇的使用,夏季发病也不少见;以往把颈、臂部痛、麻木诊为颈椎病,目前由于先进设备的应用,可以清晰地显示颈椎结构的改变,结合临床症状综合诊断,使误诊大为减少。

颈椎病的治疗以往有传统的方法,如内服药物、针灸等,近些年来治疗方法有所进展。本书介绍了药物、针灸、小针刀、穴位注射、封闭、理疗、推拿等非手术疗法;鉴于文字、绘画、网络等工作者因其工作性质因素,颈椎病治疗后多易复发,于是我们新增了功能锻炼及预防,以控制或减少颈椎病复发。本书文字通俗易懂,疗法较为实用,适合骨科、中医、针灸、理疗等科医务人员和广大颈椎病患者阅读参考。

由于我们水平有限,书中可能还有不完善之处,敬请广大读者指正。

编　者
2010 年 3 月

目　录

第1章　颈椎的解剖与生理

颈椎病又称颈椎综合征,是由于人体颈椎间盘逐渐发生退行性改变、颈椎骨质增生,或正常生理曲线改变等造成颈椎管、椎间孔变形、狭窄,以致刺激、压迫颈部脊髓、神经根、交感神经、椎动脉、神经分支等而引起的一组综合征。症见头、颈、肩、臂、手痛和头晕、麻木、肢体酸软无力甚至瘫痪等,是临床多发病,成年人患病率约为10%,多见于中老年人,约占中老年人的20%。颈椎的其他疾病,如颈椎肿瘤、结核、骨折、感染等虽有颈椎病的某些症状,但不在颈椎病之列。近年来随着对颈椎病诊断水平的不断提高,发病年龄有提前的趋势,青少年,甚至儿童也有发病者。有人统计青少年占发病人数的12%。究其原因为青少年书包过重、学业紧张,有的沉迷网吧、手机、游戏机等,使颈、肩部肌肉疲劳致紧张、痉挛等损伤,进而使颈椎结构发生改变,牵拉、刺激颈部的神经、血管,引起颈肩部痛、头痛、头晕等。因此颈椎病的含义也发生了变化,应为颈椎形态或结构发生改变,刺激或影响颈部神经、血管而引起颈、肩、臂、手疼痛麻木、头痛头晕等综合征。我们将前者称为狭义颈椎病,或称传统颈椎病,将后者称为广义颈椎病。

颈部是位于头与躯干之间的窄细部分,颈椎支持着头的重量,为头部运动的枢纽,同时也是脊椎各段中活动量和活动幅度最大的部位,这些决定了颈椎易于损伤而出现颈椎病的各种症状。

一、颈　　椎

颈椎有 7 节,除第 1(寰椎)、第 2(枢椎)颈椎结构特殊外,其余颈椎大致相似。

1. 椎体　第 3－第 7 颈椎椎体呈圆柱形,横径约为矢径的 2 倍,后缘较前缘略高,椎体上面在横径上凹陷,矢状径上凸隆,椎体的上、下面均呈鞍状,使相邻椎体更加稳定(图 1-1)。椎体上面的侧方有嵴样隆起,称为钩突(图 1-2),钩突与上位椎体下面侧方的斜坡相应钝面形成钩椎关节,为颈椎骨质增生的好发部位。钩突在第 3－第 7 颈椎椎体呈矢状位,钩突与椎体上方之间形成约 100° 的夹角,有限制椎体向侧方移位,保持颈椎稳定的作用。钩突多呈半椭圆形,少数呈三角形、鞍形,退变的钩突可呈尖刺状、角块状、舌状或卷曲状。

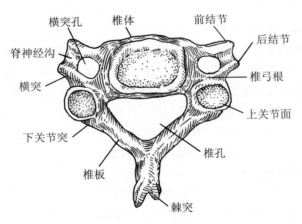

图 1-1　第 3－第 7 颈椎解剖结构

钩突所处位置十分重要,前方为颈长肌,外侧为横突孔,孔内通过椎动、静脉及包绕的交感神经丛,后外侧参与构成椎间孔的前壁,有颈神经根及根动脉通过,内侧为椎间盘,能防止椎间盘向外

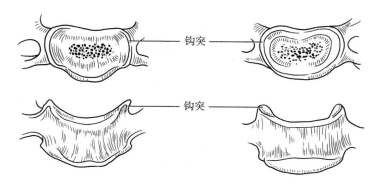

图 1-2　颈椎钩突

突出。上述各结构联合构成钩突横突关节复合，由于其附近通过的都是颈部重要神经、血管，一旦发生病变，如钩突增生、斜度过大，横突孔过小，关节突肥大向前突出，可引起血管、神经压迫症状而形成颈椎病。如再有颈椎假性滑脱、后纵韧带骨化、椎间盘突出、黄韧带增厚及发生皱褶，就会加重颈椎病的症状。

2. **椎弓**　为椎体后方的弓形骨板，与椎体相连的部分为较细的椎弓根，其上、下各有一个切迹，称为椎上切迹与椎下切迹，参与椎间孔的构成。颈椎椎弓根短而细，上、下切迹深度较浅，颈椎椎间孔前、后径和上、下径较小，是颈神经根易受挤压的原因之一。椎弓后部呈板状的部分为椎弓板，窄长、较薄，上缘及前下面粗糙，为黄韧带的附着部，椎板增厚可使椎间孔变窄。

3. **棘突**　位于椎弓的正中后方，微斜向下方，呈矢状位，为肌肉、韧带的附着处。颈椎的棘突一般呈分叉状，但寰椎的棘突为一向上的结节，枕下第一高起为第 2 颈椎棘突，隆椎为第 7 颈椎，其棘突最大，常作为人体体表定位的标志；颈椎棘突的末端两侧发育常不对称，棘突偏歪者占 23.8%，判断椎体左、右移位应以中线为准。

4. **横突**　颈椎横突短而宽,较小,发自椎体和椎弓根的侧方,向外并稍向前下,上面有一深沟,为脊神经沟,有颈神经通过,其形状改变,易使颈神经受累。横突有前后2根,向外终止于前、后结节,前根自椎体侧面发出,相当于横突孔前方部分,向外终止于前结节,即肋突、横突的前根和前结节是肋骨退化的遗迹,在下部颈椎,特别是第7颈椎椎体可变肥大而成为颈肋,压缩神经、血管,可引起颈肋综合征。后根为真正的横突,自关节突的前部发出,向外终止于后结节,后结节在上部颈椎位于前结节的后外侧,在下部颈椎位于前结节的后内侧。前、后根在外侧借一弯曲的肋横突板相连,由椎弓根、横突前根和后根、肋横突板围成一个卵圆形的横突孔,有椎动脉通过,横突孔的横径与椎动脉外径相关,横突孔周围结构改变如钩突增生、孔内骨刺、上关节突增生等均可造成横突孔的变小,易导致椎动脉受压,引起头痛、头晕等椎动脉型颈椎病。

颈椎横突及其后的关节突有许多肌肉附着(图1-3),自前向后有颈长肌、头长肌、前斜角肌、中斜角肌、后斜角肌、肩胛提肌、颈夹肌、颈髂肋肌、颈最长肌、头最长肌、头半棘肌、颈半棘肌、多裂肌等。

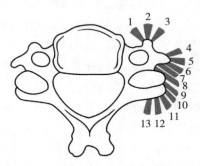

图 1-3　颈椎横突及关节突的肌肉附着

1. 颈长肌;2. 头长肌;3. 前斜角肌;4. 中斜角肌;5. 后斜角肌;6. 肩胛提肌;7. 颈夹肌;8. 颈髂肋肌;9. 颈最长肌;10. 头最长肌;11. 头半棘肌;12. 颈半棘肌;13. 多裂肌。

5. **关节突**　在椎弓根和椎板结合处,向上、下的骨性突起称为上、下关节突,呈短柱状,相邻椎骨的关节突联合构成关节突关节,侧面观各关节突相连成一骨柱,被多次斜行切断成若干小节,关节突关节面与椎体平面成 40°～50°,关节面平滑,呈卵圆形,覆有关节软骨。关节面的方向朝下朝前,可以在下位椎体上关节突上向前滑动。关节突为关节囊及肌肉的附着部,有限制椎骨向前脱位的作用。

6. **椎间孔**　为相邻椎体间的切迹构成的骨性管道,其前内侧壁为钩突的后面、椎间盘和椎体的下部,后外壁为椎间关节的内侧部和关节突,颈椎间孔有颈神经根通过,还有血管、淋巴管、脂肪等。颈椎病患者由于小关节错位,椎间盘突出、退行性改变,椎间关节及钩椎关节骨质增生,颈椎间孔狭窄、变形,神经根受刺激而发生水肿、变性等引起神经根型颈椎病。

7. **椎管**　椎体和椎弓围成的孔为椎孔,各椎骨的椎孔叠加而为椎管,前壁为椎体后面,椎间盘后缘、后纵韧带,侧壁为左右椎弓根、椎间孔,后壁为椎板、黄韧带、关节突关节。椎管内有脊髓、脂肪、被膜等。颈椎管较宽,略呈三角形,以适应颈膨大部的容纳。椎管横径约为 2.5cm,矢状径约为 1.5cm,椎管最宽部位约在颈第1、第 2 颈椎平面,在颈中上部相对较窄,活动余地少,当发生损伤时,脊髓易受损伤。颈部前屈时椎管拉长,脊髓亦拉长变细,横截面变小,后伸时椎管变短,脊髓变短变粗,横截面增大,缓冲余地小,易受到挤压,故颈椎牵引时宜取稍前屈体位,由于椎间盘突出、黄韧带肥厚、骨质增生、颈椎错位,引起椎管狭窄,压迫脊髓而形成脊髓型颈椎病。

8. **特殊颈椎**

(1)寰椎:即第 1 颈椎(图 1-4),呈不规则的环状,位于脊柱最上端,与枕骨相连,由两侧的侧块及前、后弓构成,无椎体及棘突。前弓较短,与下位椎体在一条线上,前面凸隆,中央有一小结节,为骨结节,是颈长肌及前纵韧带的附着处,后面凹陷,中部有圆形或

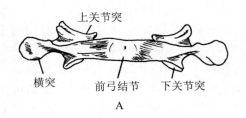

A

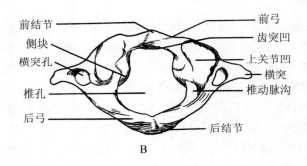

B

图 1-4　寰椎

A. 前面观；B. 上面观。

卵圆形的关节凹,称为齿突关节面,与枢椎齿突相关节。前弓上、
下缘,分别为寰枕前膜、前纵韧带的附着部,后弓较长,后面中部有
粗糙的隆起,称后结节,为棘突遗迹,有项韧带、头后小直肌附着,
后弓下面有一浅切迹,与枢椎椎弓根上缘浅沟形成椎间孔,有颈$_2$
神经通过,后弓与侧块连结处的上面,有一条沟,为椎动脉沟,有椎
动脉通过,颈$_1$神经也经由此沟穿出。侧块位于两侧,连接两弓,
上面各有一肾形凹陷的关节面,称上关节面,与枕骨髁相关节形成
寰枕关节,侧块下面圆形凹陷的关节面为下关节面,与枢椎的上关
节面相关节,上、下关节面的周缘,分列为寰枕关节囊、寰枢关节囊
的附着处,寰椎横突较长较大,为寰椎旋转运动的支点,末端肥厚
而粗糙,为肌肉、韧带附着处,横突内有横突孔,有椎动脉通过,位

于枢椎横突孔的外侧,因此穿过两个横突孔的椎动脉在寰枢椎间有弯曲。

(2)枢椎:即第 2 颈椎(图 1-5),下部与一般颈椎相似,上面有一指状突起,称为齿突,可视为寰椎椎体,根部略窄,有寰椎横韧带越过,齿突前后面均有卵圆形关节面,分别与寰椎前弓的齿突关节面及寰椎横韧带相接,齿突尖部为齿突尖韧带附着处,尖的两侧有翼状韧带附着,齿突 6 岁时与枢椎椎体完全融合。寰椎横韧带松弛或损伤者,齿突可后移,压迫脊髓而产生受压症状。枢椎前面中部两侧微凹,为颈长肌附着部,上面两侧,各有圆形或卵圆形外上的关节面,为上关节面,与寰椎下关节面相关节。颈₂神经位于关

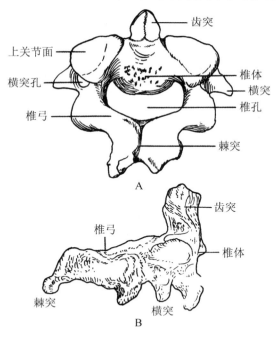

图 1-5 枢椎

A. 后上面观;B. 侧面观。

节的后方椎间孔内,寰枢关节面过大,其边缘向外伸出,将横突孔上口内侧的一部分遮掩,可使其中通过的椎动脉发生扭曲,在头向一侧过度旋转或枢椎发生移位时,会加重椎动脉的压迫。枢椎椎弓根短而粗,其后部下方有下关节面,与下位椎骨上关节面构成关节,横突较短小、朝下,末端不分叉,只有后结节,棘突有众多的肌肉附着,长且粗大,在上部颈椎隆突者即是。这样的结构,利于寰椎的旋转运动。

(3)第7颈椎:又称隆椎,棘突长而粗大,在皮下往往形成一个隆起,常作为辨认椎骨序数的标志,近似水平,末端不分叉,形态、大小与胸椎相似,横突粗大,横突孔很小,仅有小静脉通过。

二、颈椎的连结

颈椎的连结包括椎骨间连结即椎间盘、椎弓间连结、钩椎关节、寰枕、寰枢关节等。

1. 颈椎椎间盘　又称椎间纤维软骨盘,由软骨板、纤维环和髓核构成(图1-6)。

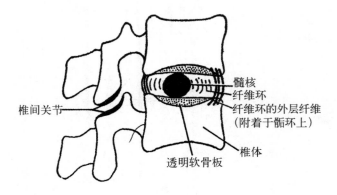

图1-6　椎间盘

（1）软骨板：为椎体上、下软骨面，是髓核的上、下界，软骨板与纤维环一起将胶状的髓核密封，软骨板完整时，髓核不能突入椎体内，软骨板如半透膜，椎体内的水分和营养物质，可通过软骨板到达髓核，髓核的水分可通过软骨板到达椎体。

（2）纤维环：为上、下软骨板周围呈同心圆排列的纤维组织，由纤维软骨构成。与上、下软骨板和脊柱前、后纵韧带紧密相连，纤维环甚坚固，紧密附着于软骨板上，连结相邻椎体，使脊柱运动时成为一个整体，纤维环各层纤维的方向彼此交错，相邻两层之间借黏合物质相连，纤维呈相反的方向斜度交叉排列，这样的纤维排列走向，可限制扭转活动，缓解震荡。纤维环周边部纤维穿入椎体骺环的骨质中，较深部纤维附着于透明软骨板，中心部纤维与髓核的纤维互相融合。纤维环两部，外侧部较后部宽，板层间的间隙大，后部较薄、较窄，层次少，板层间的间隙小，板层密集，力量较弱，外伤时髓核易于向后方凸出而形成颈椎病。

（3）髓核：是半液体的胶冻状、富有弹性的物质，基质由类黏蛋白组成，内含有软骨细胞和成纤维细胞、水分。含水量随年龄的增长而下降，新生儿期为 88%，70 岁时仅为 70%，髓核的水分在一天中亦有变化，颈椎间盘的髓核在中部稍前（其他部位在中部偏后），颈脊柱运动轴线由此通过。纤维环和软骨板将髓核固定，使整个椎间盘呈密封状态，犹如一个水囊，髓核在其中滚动，将所受的压力均匀地传递到纤维环和软骨板，调节椎间盘内的压力。椎间盘的弹性和张力与其含水量的改变密切相关，当含水量减少时，其弹性和张力均减退，椎间盘在受压状态时，水分可通过软骨板外渗，含水量减少，压力解除后，水又进入椎间盘使体积增大，弹力和张力增高。牵引治疗时，椎间盘被牵伸，内压减小，水进入增多，含水量增加，体积增大，弹性、张力增高，有利于椎间盘病变的修复。随着年龄的增长，水分的脱失和吸收失调，髓核逐渐呈脱水状态，其弹性、张力减退，易受损伤。同时使椎间盘高度变小，致使相邻椎间关节、钩椎关节发生紊乱而致骨质增生，椎体后缘亦可发生骨嵴,引起神经、血管、脊髓受压而形成颈椎病。

2. 颈椎椎间关节 即关节突关节,由上位椎体下关节突与下位椎体的上关节突构成,关节面覆有透明软骨,关节囊附着于关节软骨的边缘,较为松弛,关节面较平,角度接近水平位。椎间关节滑动度大,稳定性差,易损伤引起半脱位;关节囊内有滑膜,滑膜在关节面的周缘部,有薄层皱襞伸入关节之间,关节运动过度时可被嵌压而引起剧烈疼痛。椎间关节主要是限制椎骨间的活动范围、控制活动方向,侧面观关节的走向是自后下斜向前上方,椎间关节构成椎间孔的后壁,前邻神经根、椎动脉,其增生可使椎间孔变小而压迫颈神经。

3. 钩椎关节 钩椎关节由颈椎体侧后方的钩突与上一椎体下面的侧方斜坡构成。对于钩椎关节是否为真正的滑膜关节存有异议,可以肯定的是具备以下特征。

(1)椎体侧方相邻面覆以关节软骨。

(2)有关节囊韧带。

(3)相邻关节面间有间隙。

(4)关节面边缘出现骨质增生。

(5)与穿过椎间孔的颈神经根邻近。

(6)防止椎间盘向外侧突出,以免神经根受压。

(7)同其他滑膜关节,关节软骨也可骨化。

(8)有助于颈椎较大的运动。

(9)椎间盘的纤维不伸展至椎体侧缘,而终于钩椎关节内界。

因此,钩椎具备一个滑膜关节的条件。钩椎关节的作用是增加椎体间关节的稳定性。

钩椎关节与许多重要结构毗邻,其后部邻近骨髓,后外侧构成椎间孔的前壁,邻接颈神经根,外侧为椎动、静脉和椎动脉表面的交感神经丛,后面有窦椎神经和营养椎体的动脉,钩椎关节骨质增生是颈动脉型颈椎病、神经根型颈椎病、交感神经型颈椎病产生的主要原因。

4. 寰枕关节　由寰椎侧块上关节面与枕髁构成,是两个关节的复合关节,呈椭圆形,关节囊松弛,上方起自枕髁的周围,向下止于寰椎上关节面的边缘,关节的前面为寰枕前膜,连接枕骨大孔前缘与寰椎前弓上缘之间,后面有寰枕后膜,连结于枕骨大孔后缘与寰椎后弓上缘之间,与寰椎后弓的椎动脉沟之间,围成管状,有椎动脉、枕下神经通过,此处病变易出现椎-基底动脉缺血所致的头晕和枕神经压迫的头痛症状,外侧有寰枕外侧韧带。寰枕关节有相互垂直的 2 个运动轴,额状轴可做头的屈伸运动,矢状轴可做侧屈运动。

5. 寰枢关节　为复合关节,包括两侧的寰枢外侧关节和中央的寰枢正中关节即寰齿前、后关节(图 1-7),寰枢外侧关节由寰椎的下关节面与枢椎的上关节面构成,寰齿前、后关节为齿突的前、后关节面与寰椎的齿突关节面及寰横韧带构成,关节囊均较松弛,寰枢关节主要为旋转活动,也可做轻微的俯仰、侧屈运动。

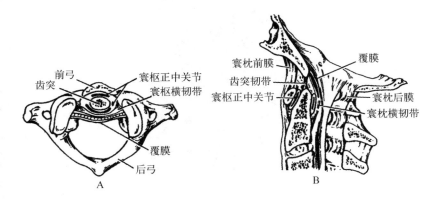

图 1-7　寰枢关节

A. 寰枢正中关节上面观;B. 寰枢、寰枕关节侧面观。

寰椎横韧带附着于寰椎左、右侧块的内面,将椎孔分为前、后两部分,分别容纳齿突和脊髓,中部向上、下各分出纤维束,附于枕骨大孔前缘。枢椎后面中部,与寰椎韧带合称为寰椎十字韧带,受损伤易致半脱位,出现头痛、头晕,诊断常采用张口位 X 线摄片,损伤过重易致寰枢脱位,压迫脊髓,出现脊髓压迫症。翼状韧带起于齿突尖的两侧,止于两侧枕髁的内面,防止头过分前屈、旋转及侧方半脱位。齿突尖韧带起于齿突尖,止于枕骨大孔前缘。覆膜起自枕骨斜坡,至枢椎体后面移行为后纵韧带,覆盖寰椎横韧带、翼状韧带、齿突尖韧带的后面,加强寰枢关节的稳定性。

6. 韧带(图 1-8)

(1)前纵韧带:起自枕骨咽结节,向下经寰椎前弓及各椎体前面向下,其坚固的韧带附着于椎体,疏松的韧带附于椎间盘,仅为一层纤维带,较后纵韧带为弱,骨化后可向前压迫食管。

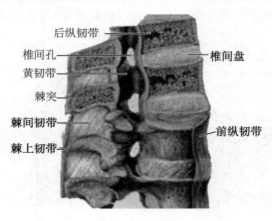

图 1-8　颈部韧带

(2)后纵韧带:位于椎管前壁,起自枢椎,向上移行为覆膜,后纵韧带较强,浅层为覆膜的延续,深层呈齿状,附于椎体、椎间盘,可限制颈椎过屈、防止其内容物向后突出,钩椎关节的关节囊韧带起自后纵韧带深层及椎体,斜向外下附着于钩突。后纵韧带损伤可致骨化,在代偿范围内可无症状,也可出现脊髓压迫症状而形成脊髓型颈椎病。

(3)黄韧带:由黄色弹性纤维构成,位于相邻 2 个椎弓之间,向上附于上位椎弓板下缘的前面,向下附于下位椎弓板上缘的后面,其作用是限制颈椎过度前屈及参与维持颈椎正常位置。黄韧带有一定弹性,在颈部屈伸时不变形,不会出现皱襞,当发生变性、纤维化和增厚时,弹性减退,脊柱后伸时可产生皱褶凸入椎管内,压迫脊髓引起脊髓型颈椎病。

(4)项韧带:第 7 颈椎棘突向上,棘上韧带移行为项韧带(图 1-9),项韧带为三角形弹性纤维膜,底向上,附于枕外隆凸、枕外嵴,尖向下,附于寰椎后结节及第 2—第 7 颈椎棘突的尖部,后缘游离而肥厚,斜方肌附着其上,项韧带主要由弹性纤维组成,较其他段棘上韧带宽大而坚韧,防止颈椎过度前屈。项韧带长期受牵拉可损伤出现项韧带钙化,引起颈后僵硬酸痛等症。

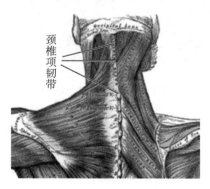

颈椎项韧带

图 1-9　项韧带

(5)横突间韧带:为连结相邻 2 个横突之间的韧带。

(6)棘间韧带:位于相邻两棘突间,沿棘突根部至尖部,较薄,前方与黄韧带相接,作用是限制颈部过度前屈。

(7)棘上韧带:其纵连于各椎骨棘突的尖端,上至项部续为项韧带。

三、颈 部 肌 肉

1. 项部肌群　即颈后部肌群,包括浅、中、深3层。

(1)浅层:有斜方肌、肩胛提肌、菱形肌等(图 1-10)。

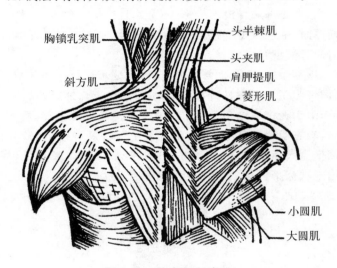

图 1-10　颈后肌群(浅层)

①斜方肌:位于项部、背部,起自上项线、枕外隆凸、项韧带、胸椎棘突,肌纤维斜向外,止于肩峰、肩胛冈,呈三角形。其上部收缩可上提肩胛骨外侧半,下部收缩则下降肩胛骨内侧半,共同收缩肩胛骨向脊柱靠拢。斜方肌受副神经、颈$_{1-3}$神经前支支配。神经根型颈椎病可致斜方肌痉挛疼痛。

②肩胛提肌:位于斜方肌深面,起自上 4 个颈椎横突的后结节,向下止于肩胛骨的内上角及脊柱缘的上部,收缩可上提肩胛骨,肩胛骨固定时,使颈后仰,受肩胛脊神经(颈$_{2-5}$)支配,神经根

型颈椎病肩胛骨内上角多有疼痛、压痛,此处为颈椎病最常见的压痛点。

③菱形肌:位于脊柱与肩胛骨之间,起自第 6－第 7 颈椎棘突和第 1－第 4 胸椎棘突,向外下止于肩胛冈以下肩胛骨内侧缘。上部 1/3 为小菱形肌,下部 2/3 为大菱形肌,其收缩时牵拉肩胛骨向内上方并向脊柱靠拢,受肩胛脊神经颈$_{4-6}$神经支配。颈椎病时,常压迫该神经,引起菱形肌痉挛,产生背部压迫感,并有条索状反应物,压之疼痛。

(2)深层

①夹肌:分为头夹肌和颈夹肌(图 1-11)。起于项韧带下部、第 7 颈椎棘突、上部胸椎棘突、棘上韧带,肌纤维向外上,头夹肌止于乳突后缘、上项线,颈夹肌止于第 2－第 3 颈椎椎体横突后结节,单侧收缩,头转向同侧,双侧收缩,使头后仰,由颈$_{2-5}$神经后支外侧支支配。

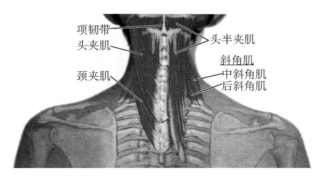

图 1-11 夹肌

②颈部竖脊肌:包括颈项髂肋肌、颈最长肌、头最长肌、颈棘肌。项髂肋肌起于上 6 个肋骨角的下缘,向上止于第 4－第 6 颈椎椎体横突后结节,颈最长肌起于上位 4～5 个胸椎横突,止于第 2－第 6 颈椎椎体横突后结节。头最长肌起自上位 4～5 个胸椎横

突、3～4 个下位颈椎关节突,向上止于乳突后缘。颈棘肌起于项韧带下部,止于枢椎棘突,颈部竖脊肌为伸颈肌,可使颈后伸、仰头,受颈$_{3-4}$神经及胸神经支配。

③颈部半棘肌:包括头半棘肌、颈半棘肌。头半棘肌起于上位胸椎横突、下位颈椎关节突,向上止于枕骨上、下项线间骨面。颈半棘肌起于上位胸椎横突尖,止于上位颈突棘突尖。颈部半棘肌单侧收缩,使头转向对侧,双侧收缩,使头后仰。受脊神经后支支配。

④颈部多裂肌:起于第 4—第 7 颈椎椎关节突,内上跨越 1～4 个椎骨,止于上位数个颈椎棘突下缘。由颈$_{3-5}$脊神经后支支配。多裂肌单侧收缩,有回旋作用,双侧收缩,有伸脊柱作用。

⑤枕下小肌群:包括 4 对短小、发育良好的肌肉,即头后大、小直肌和头上、下斜肌,位于枕下部(图 1-12),上为枕骨的上项线,下为枢椎,内为枢椎的棘突、寰椎的后结节,外为乳突和寰椎的横突。头后大直肌起于枢椎棘突,斜向外上,止于枕骨下项线的外侧部。头后小直肌起于寰椎后结节,向上止于枕骨下项线下

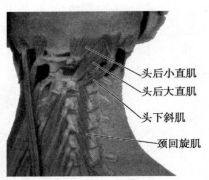

头后小直肌
头后大直肌
头下斜肌
颈回旋肌

图 1-12　枕下小肌群

骨面的外侧。头上斜肌起于寰椎横突,向上止于枕骨上、下项线间骨面的外侧。头下斜肌起于枢椎棘突,止于寰椎横突。枕下小肌群作用于寰枢、寰枕关节,使头旋转和后仰,由枕下神经颈$_{1-2}$支配。

头后大、小直肌与头上、下斜肌围成枕下三角,有枕大神经、枕小神经和椎动脉通过,该肌群外伤或痉挛时,能刺激或压迫枕大神经、枕小神经和椎动脉,引起头痛、头晕等症,即颈型、椎动脉型颈椎病的症状。

2. **颈前肌群**　主要有颈长肌、头长肌、头前直肌和头侧直肌。

(1)颈长肌:位于颈椎和上 3 个胸椎前面,分为下内侧、上外侧部,下内侧部起于第 10 胸椎—第 5 颈椎椎体,止于第 5—第 7 颈椎椎体横突前结节和第 2—第 4 颈椎椎体,上外侧部起自第 3—第 6 颈椎椎体横突前结节,止于寰椎前结节。颈长肌单侧收缩,使颈前侧屈,双侧收缩使颈前屈,由颈$_{3-8}$神经前支支配。

(2)头长肌:位于颈长肌上方,起于第 3—第 6 颈椎椎体横突的前结节,斜向内上,止于枕骨基底部的下面。单侧收缩,使头侧屈,双侧收缩,使头前屈,受颈$_{1-6}$神经支配。

(3)头前直肌、头侧直肌:位于头长肌外侧,由内至外分别为头前直肌、头侧直肌,是寰枕间的小肌。

3. 颈侧肌群 包括胸锁乳突肌和前、中、后斜角肌。

(1)胸锁乳突肌:位于颈两侧皮下(图 1-13),为颈部重要的标志,胸骨头以短腱起于胸骨柄上缘的前面,锁骨头起于锁骨的胸骨端,肌纤维斜向外上,止于乳突外侧面及上项线的外侧部。胸锁乳突肌一侧收缩,使头歪向同侧,面转向对侧;双侧收缩,使头后仰。

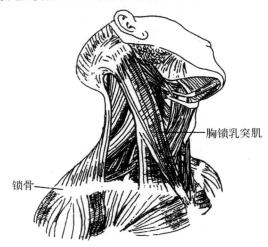

胸锁乳突肌

锁骨

图 1-13 胸锁乳突肌

若一侧发生病变,胸锁乳突肌或损伤而为落枕或挛缩而为斜颈。受副神经、颈$_{2-3}$神经前支支配。

(2)前斜角肌:位于胸锁乳突肌的深面(图 1-14),起于第 3－第 6 颈椎横突前结节,斜向下外,止于第 1 肋骨的斜角肌结节,由颈$_{5-8}$脊神经前支支配。

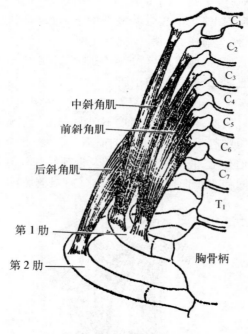

图 1-14 前、中、后斜角肌

(3)中斜角肌:位于前斜角肌后方,起于第 2－第 6 颈椎横突后结节,斜向外下,止于第 1 肋骨上面,由颈$_{2-8}$脊神经前支支配。

(4)后斜角肌:位于中斜角肌后方,起于第 5－第 7 颈椎横突后结节,向外下止于第 2 肋骨外侧面。由颈$_{5-6}$脊神经支配。

颈椎固定时,3 组斜角肌收缩可上提肋骨,协助吸气。肋骨固定时,单侧收缩,使颈屈向同侧,并微转向对侧;双侧收缩,使颈前屈。前、中斜角肌与第 1 肋骨之间的间隙为斜角肌间隙,有臂丛神经和锁骨下动脉通过,前斜角肌因损伤而痉挛时,可压迫神经和动脉而产生相应症状。由于斜角肌受颈$_{2-8}$脊神经支配,几乎整个颈椎病变均可使该肌受累,局部压痛明显,臂丛受挤压产生斜角肌综合征。同时该处也是治疗颈椎病和神经阻滞的部位。

四、颈部脊神经和交感神经

颈部有 8 对脊神经,寰枕之间有 1 对颈神经,每一颈椎下有 1 对脊神经,颈神经干很短,出椎间孔后立即分为前、后两支,每支都是混合神经。

1. 后支　颈神经后支较前支细小(颈$_{1-2}$神经除外),后支又分为内侧支、外侧支。

颈$_1$脊神经后支较粗大,又称枕下神经,自神经干分出,向后进入枕三角,分布于头后大、小直肌和头上、下斜肌。

颈$_2$脊神经后支为颈神经后支中最粗大者。在寰椎后弓与枢椎椎弓板之间,头下斜肌下方穿出,发一细支至头下斜肌,然后分为外侧支和内侧支,外侧支支配头长肌、夹肌、头半棘肌。内侧支为枕大神经,斜向上经头下斜肌、头半棘肌之间,在头半棘肌附于枕骨处,穿过腱膜,止于上项线下侧,发出分支,分布于上项线至颅顶的皮肤。

颈$_3$脊神经后支绕过第 3 颈椎椎体关节突向后行,经横突后肌的内侧分为内侧支和外侧支,内侧支终于并支配颈后、枕外粗隆凸处的皮肤,外侧支支配为肌支,支配肌肉。

其余 5 对颈神经后支绕相应椎间关节,分为内侧支、外侧支,外侧支支配最长肌、头夹肌等,颈$_{4-5}$神经内侧支,分布于皮肤,颈$_{6-8}$神经内侧支分布于半棘肌、多裂肌、棘间肌。

2. 前支　颈$_{1-4}$脊神经前支组成颈丛,颈$_{5-8}$脊神经前支与胸$_1$神经前支大部分组成臂丛。

(1)颈丛:由颈$_{1-4}$脊神经前支组成,4 支相应连接成 3 个神经襻(图 1-15),分为皮支、肌支、膈神经和交通支。

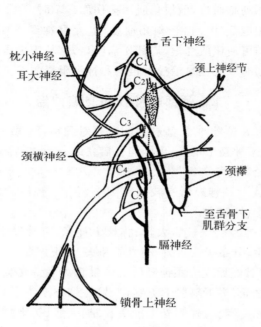

图 1-15　颈丛

①皮支:集中于胸锁乳突肌后缘中点附近浅出后,再分开行走,其浅出点为颈丛麻醉阻滞点,用于颈部手术和颈椎病治疗的神经阻滞。皮支的主要分支如下。

枕小神经(颈$_2$):沿胸锁乳突肌后缘上行,分布于枕外侧的皮肤,如耳郭背面上部、枕部皮肤。

耳大神经(颈$_{2-3}$):沿胸锁乳突肌表面与颈外静脉平行上行至耳附近,分布于耳郭、乳突、腮腺区皮肤。

颈皮神经(颈$_{2-3}$):横过胸锁乳突肌向前分为 2 支,分布于颈前外侧皮肤和舌骨体表周围皮肤。

锁骨上神经（颈$_{3-4}$）：多分为内、中、外 3 支，内侧支向下越过胸锁乳突肌的下部，中间支下行越过锁骨，外侧支向下外行，越过斜方肌至肩部，分布于颈侧区、胸壁上部、肩部的皮肤。

②肌支：分支主要有颈深肌支、肩胛提肌支、胸锁乳突肌支、斜方肌支，支配颈部肌肉。

③膈神经：为混合性神经，从颈丛发出后下行，经锁骨下动脉、静脉之间入胸腔，沿心包的外侧面下降入膈，运动纤维支配膈肌，感觉纤维分布于胸膜、心包、膈下部分腹膜，右膈神经的感觉纤维还分布到肝、胆囊表面的浆膜。

（2）臂丛：由颈$_5$至胸$_1$脊神经前支组成，经前、中斜角肌间隙，锁骨下动脉后上方、锁骨后进入腋窝。5 条神经前支形成上、中、下 3 个干，颈$_{5-6}$脊神经前支于中斜角肌侧缘合成上干，颈$_7$神经前支单独形成中干，颈$_8$和胸$_1$神经前支合成下干，每干又分为前后 2 股，3 个干的后股合成后束，上、中干的前股合成外侧束，下干的前股为内侧束（图 1-16）。

臂丛在锁骨中点上方，前、中斜角肌之间位置较浅，临床上在此处进行臂丛神经阻滞，也可以进行针灸治疗。

臂丛神经在锁骨上的分支为一些短的肌支，主要有肩胛背神经支配大、小菱形肌和肩胛提肌，胸长神经支配前锯肌和乳房，锁骨下神经支配锁骨下肌，肩胛上神经支配冈上肌、冈下肌和肩关节。

臂丛神经在锁骨下的分支多为长支，主要有后束分出腋神经和桡神经，内侧束分出正中神经内侧根、尺神经、臂内侧皮神经和前臂内侧皮神经，外侧束分出正中神经外侧根和肌皮神经，分别支配胸、肩、臂、手的肌肉、关节和皮肤。

（3）窦椎神经：窦椎神经从颈后根神经节远端发出，接受交感神经节的交通支，含有感觉和内脏运动神经纤维，主支返回椎间孔，在椎管内分出上行支、下行支、横支，与相邻的上、下节段及对侧的分支吻合，分布于纤维环和前、后纵韧带、项韧带、硬脊膜等。

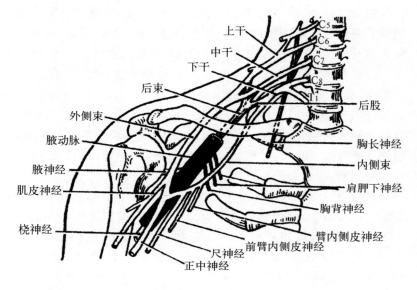

上干
中干
下干
后束
外侧束
腋动脉
腋神经
肌皮神经
桡神经
尺神经
正中神经
前臂内侧皮神经
C5
C6
C7
C8
T1
后股
胸长神经
内侧束
肩胛下神经
胸背神经
臂内侧皮神经

图 1-16　臂丛

颈椎病可使窦神经末梢受到刺激,反射至颈、肩、臂,引起肌肉痉挛、疼痛。

（4）颈脊髓的节段性支配:颈脊髓发出的运动神经纤维,支配躯体一定部位的运动,其传入的感觉神经纤维,管理一定部位的感觉。

颈脊髓对膈肌、肱二头肌、肱三头肌的节段性支配见表 1-1。

表 1-1　颈脊髓对主要肌肉节段性支配

肌肉	神经丛	周围神经	脊髓节段
膈肌	颈丛	膈神经	颈$_{3-5}$
肱二头肌	臂丛	肌皮神经	颈$_{5-6}$
肱三头肌	臂丛	桡神经	颈$_{6-8}$

（5）脊髓对皮肤的节段性支配:脊髓对皮肤的节段性支配见图1-17。

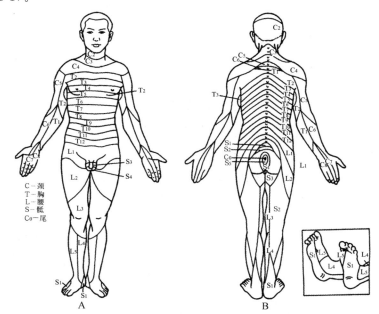

图 1-17　皮肤的节段性分布

A.前面;B.后面。

（6）颈部交感神经:颈髓不直接发出交感神经纤维,颈部交感神经节前纤维来自胸髓$_{1-2}$,节前纤维经脊神前支发出的白交通支上行至颈部交感神经节,灰交通节、节后纤维再从交感神经节至颈神经前支,并沿其分支分布。

颈部交感神经主要为交感神经链,位于颈动脉鞘的后方,颈椎横突的前方,每侧有 3 个交感神经节相连。

颈上神经节为最大者,位于第 1－第 3 颈椎横突前方呈梭形或者扁形,由最上 3～4 个交感节合并而成。

颈中神经节最小,位于第 6 颈椎椎体横突处,由第 4－第 5 交感节合并而成。

颈下神经节又称颈胸神经节,星状神经节,位于第7颈椎横突根部,呈星形或梭形,由颈$_{6-8}$交感节和胸$_1$神经节融合而成。

由于颈神经节位于颈椎前部,其纤维参与组成脊神经,颈椎病时,可累及交感神经,出现胸闷、心慌、心律失常等交感神经型颈椎病的症状。

五、颈 部 血 管

1. 颈部动脉 颈部动脉主干为颈总动脉和锁骨下动脉,右侧发自头臂干,左侧发自主动脉弓。

(1)颈总动脉:由胸锁关节入颈,在胸锁乳突肌前缘覆被下与颈内动脉、迷走神经在血管鞘内上行,至甲状软骨上缘分为颈内、外动脉,分叉处膨大为颈动脉窦,有调节大动脉压的压力感受器。颈外动脉供给颈上部和头部颅外的软组织血液,颈内动脉主要供给脑。

(2)锁骨下动脉:经胸廓上口至颈根部,呈弓状经胸膜顶前方,穿斜角肌间隙,至第1肋的外缘移行为腋动脉,其主要分支如下。

①椎动脉:起自锁骨下动脉的后上部,正对前斜角肌和颈长肌

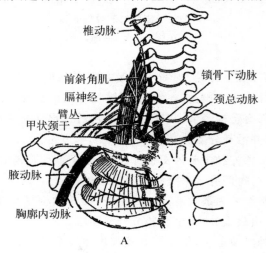

A

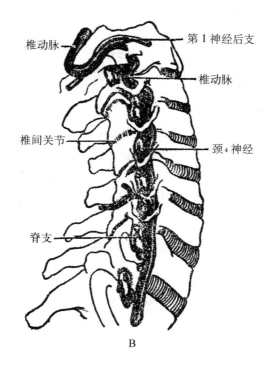

图 1-18 椎动脉

A. 椎动脉起自锁骨下动脉后上部；B. 椎动脉于第 2
颈椎横突孔弯曲向外走行。

外缘之间的间隙,上行进入第 6 颈椎横突孔(图 1-18)。前斜角肌
痉挛可致椎动脉受压,交感神经颈下神经节发出的交感神经纤维
与椎动脉伴行,形成椎动脉神经丛,故椎动脉型颈椎病与交感神经
型颈椎病易合并发生。上行 5~6 个颈椎横突孔内,颈椎体两侧的
钩椎关节,位于椎动脉前内侧,如有骨刺形成,可压迫椎动脉,由于
第 5 颈椎椎体横突孔距椎体较远,故如有增生更易压迫而产生椎
动脉型颈椎病。椎动脉于第 2 颈椎横突孔弯曲向外,在横突上口

的外侧向内上弯曲,在寰椎横突下口弯曲入内,于寰椎横突上口弯向后外方,然后水平弯向内行,向内弯进入枕骨大孔。椎动脉的多个弯曲与人体直立、抬头、寰椎旋转有关,活动度愈大,椎动脉长度也相应增大,弯曲也增加,使第1—第2颈椎椎体间有充分的空间余地,保证了颈部运动时不影响脑部供血,但也对血流带来不利,当颈椎退变时,可影响血流引起椎动脉供血不足症状,如头晕、耳鸣、视力障碍等,椎动脉供应头部、延髓、脊髓等的血液。

②甲状颈干:为一短干,分布于甲状腺、喉等处。

③腋动脉:为锁骨下动脉的延续,分布于胸背、肩、上肢等。

2. 颈部静脉　多与动脉伴行,主要有颈内静脉、颈外静脉、锁骨下静脉等,将头、颈部血液向下引流。

六、颈 部 筋 膜

颈部筋膜包括颈浅筋膜和颈深筋膜(图1-19)。

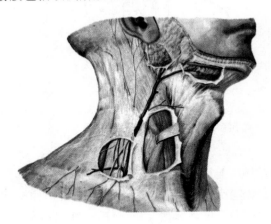

图 1-19　颈部筋膜

1. 颈浅筋膜　颈浅筋膜位置表浅,内含浅部血管、神经,包裹浅层的神经、血管和颈阔肌。

2. 颈深筋膜　颈深筋膜包裹颈部肌肉、血管、神经、淋巴结、咽、气管、食管等,其最外层为封套层,形成一完整被膜,包裹颈大部软组织,上附于下颌骨下缘,并在下颌角向上包裹腮腺,向上向后附着于颧弓、乳突、上项线、枕外隆凸,向后附着于颈椎棘突。封套层向前又分 2 层,包裹胸锁乳突肌、斜方肌等。颈深筋膜深层发出许多筋膜隔,如椎前筋膜、气管前筋膜、颈血管鞘等。将颈部分为脏器间隙、舌骨上间隙、椎前间隙等,筋膜间隙和炎症的扩散关系密切,炎症多被局限于一定筋膜间隙中,如有筋膜破损,可蔓延他处。

颈部筋膜深浅交织,内外相连,形成三维筋膜网,相互联结,相互影响,一处病变,则牵制其他部位而出现颈部筋膜功能紊乱。

颈部筋膜(浅、深筋膜)因长期受凉、劳损等发生病变,如紧张、痉挛、变硬、粘连等,可牵拉、压迫颈部神经、血管等,引起颈椎病。寰枕筋膜病变,可引起头痛、头晕;上位颈椎筋膜病变可影响颈丛神经;下位颈椎筋膜病变可影响臂丛神经。颈部筋膜病变,也可牵拉、刺激椎动脉、交感神经而引起椎动脉型、交感神经型颈椎病。

七、颈部淋巴结

颈部淋巴结在胸锁乳突肌下,沿颈内静脉分为 3 群,上群近颅底部,中群在甲状软骨平面,下群在锁骨上,颈部为全身淋巴的汇总区,全身肿瘤的转移,尤其颈部、肺部的肿瘤,多在颈部淋巴结出现,也可影响神经、血管等出现类似颈椎病的症状,应注意鉴别诊断。

八、颈部活动度

颈部由于颈椎无肋骨,椎间盘相对较厚,椎板不相重叠,且第 1—第 2 颈椎椎体特殊,形成寰枕关节、寰枢关节,使颈椎为脊柱活动最大的部分,可以在各个方向运动,如前屈、后伸、侧屈、旋转、伸长、短缩等。

头颈部的中立位为头颈直立居中,双目平视,上关节突朝后朝上,下关节突朝前朝下,前屈时,上一颈椎的下关节突在下一颈椎的上关节突上朝前滑动,椎间盘前窄后宽,后伸时相反。侧屈、旋转时,凹侧下关节突向后下滑动,凸侧上关节突向前滑动。颈前屈的肌肉有头长肌、头前直肌、斜角肌。后伸的肌肉有头后大小直肌、头半棘肌、头夹肌、头上斜肌、斜方肌。侧屈的肌肉有头外直肌、胸锁乳突肌、斜角肌、斜方肌。旋转的肌肉有斜角肌、斜方肌、胸锁乳突肌、头长肌、夹肌、头下斜肌等。颈部伸长为项半棘肌、多裂肌,头长肌收缩和半棘肌松弛。颈缩短的肌肉为项半棘肌、多裂肌,头长肌松弛,半棘肌收缩。

颈部的屈伸运动主要在寰枕关节,旋转主要在寰枢关节,其活动度如图 1-20。

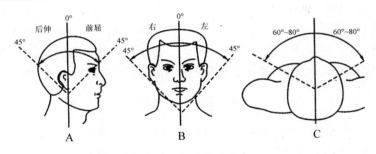

图 1-20 颈椎运动检查
A. 前屈、后伸;B. 左、右侧屈;C. 左、右旋转。

第2章 颈椎病的病因病机

一、中医病因病机

颈椎病为现代医学病名,临床表现多种多样,当属于中医痹证、痿证、头痛、头晕等。约60%为颈、肩、臂痛,以痹证为主要表现形式,偶有其他形式,本章重点探求痹阻疼痛病因病机,兼顾其他表现形式。

1. 中医病因 颈椎病多以风、寒、湿三气杂至,外伤、慢性劳损为主要致病原因,但"邪之所凑,其气必虚",也与患者体质状况有关,如身体虚弱、腠理空疏、卫外不足、年幼或年老肝肾虚弱、精血不足、脾胃虚弱、饮食劳倦而致气血虚弱、肝肾亏虚、发育不良等,故严用和在《济生方》中说:"皆因体虚、腠理空疏,受风寒湿气而成痹也。"

(1)内因:内部因素为颈椎病发生的根本原因,是颈椎病产生的基础,有肝肾不足、气血虚弱、七情内伤、饮食失调、颈部发育异常等因素。

①肝肾不足、精血亏虚:多由于年幼、肾气未充或先天不足,肾气亏虚,或年老肾气已虚,或久病及肾、肾精不足所致。

《素问·上古天真论》曰:"女子七岁,肾气盛,齿更发长……三七,肾气平均,故真牙生而长极;四七,筋骨坚,发长极,身体壮……七七,任脉虚,太冲脉衰少,天癸竭,地道不通,故形坏而无子也。丈夫八岁,肾气实,发长齿更……三八,肾气平均,筋骨劲强,故真牙生而长极；四八，筋骨隆盛，肌肉满壮；五八，肾气衰，发堕齿槁……七八，肝气衰，筋不能动；八八，天癸竭，精少，肾脏衰，形体皆极。"可见，人体尤其是骨、筋的生长、发育、衰退，都与肝肾的盛衰有着密切的关系，年幼肾气未充实，年老肝肾两虚，精血亏虚，肝血虚，筋不能动，肾气衰，骨急懈惰。

肝主筋，筋全赖肝血的濡养，肝血虚，血不养筋，筋失所养，出现颈部筋或拘急挛缩、屈伸不利、活动不灵，易于落枕等，或弛缓萎软无力，如《中藏经·五痹》曰："筋痹者，由怒叫无时，行步奔急，淫邪伤肝，肝失其气，因而寒热所客，久而不去，流入筋会，则使人筋急，而不能行步舒缓也。"《素问·痹论》曰："痹……在于筋则屈伸不利。"肾主骨，骨赖肾精气充养，肾气虚，精少，骨髓不充，则骨急懈惰，疏松无力。《素问·长刺节论》曰："病在骨，骨重不可举，骨髓酸痛，寒气至，名曰骨痹。"

②气血亏虚、筋失所养：多由于年老体虚，或素体虚弱，气血不足，或久病不愈，气血两虚，或脾胃虚弱，化源不足，不能化生而见气血虚少，以致气血两虚，或病后失养，气血亏虚，或因失血而见气血不足，或肾气不足，先天不能充养而致后天不足，气血两亏。

《难经·八难》曰："气者，人之根本也。"气是构成人体，维持人体生命活动最基本物质，是人体生命代谢、功能活动的动力，故《医权初编》曰："人之生死，全赖于气，气聚则生，气壮则康，气衰则弱，气散则死。"气对人体的功能活动主要表现在以下几方面。

一是温煦作用：《难经·二十二难》曰："气主煦之"，指气是机体热量的来源，是体内产生热量的物质基础，人体的生理活动，要靠气的熏蒸温煦来完成。《灵枢·本脏篇》："卫气者，所以温分肉、充皮肤、肥腠理、司开阖者也。"气的温煦作用正常，则颈部功能活动如常，如气虚温煦功能不足，则颈部畏凉怕冷疼痛。

二是推动作用：机体各脏腑、经络、筋脉皮肉骨的生理功能，血液运行、津液输布，全赖气的激发、推动作用，气的推动功能正常，则脏腑功能活动强健，经络气血荣周不休，颈部筋骨强壮，如推动功能不足,则脏腑生理活动减退,经脉血液运行迟缓涩滞,颈部瘀滞而发为疼痛。

三是防御作用:气能护卫肌表、抵御外邪的入侵,外邪侵入人体后,气又能与病邪做斗争,驱邪外出,恢复健康,《医旨绪余》曰:"卫气者,为言护卫周身,温分肉,肥腠理,不使外邪侵袭也。"如气的卫外防御功能正常,则外邪无以入侵,如颈部卫气不足,防御屏障作用减退,则风寒湿邪易乘虚客于颈臂而发为疼痛。

四是营养作用:气为机体脏腑组织器官功能活动提供营养物质。如《灵枢·脉度》曰:"其流溢之气,内溉脏腑,外濡腠理。"如气虚营养功能不足则颈部筋骨失于营养而功能低下,软弱无力,故气具有温养肌肉筋骨、充润皮肤、肥盛腠理、护卫肌表、推动各组织器官功能活动的作用。

"血主濡之"(《难经·二十二难》),指血具有营养、滋润作用,以供给机体各脏腑、经络、肌肉、筋骨等需要,故《素问·五脏生成论》曰"足受血而能步,掌受血而能握,指受血而能摄。"《灵枢·本脏篇》亦云:"血和则筋骨劲强、关节清利矣。"血的营养、滋润功能正常,则面部红润,颈部肌肉丰满,舒缩有力,如血虚濡润功能不足,则面色无华、肌肤干燥、颈臂麻木无力、运动不灵。《景岳全书·血论》"故凡为七窍之灵,为四肢之用,为筋骨之和柔,为肌肉之丰盛,以至滋脏腑、安神魂、润颜色、充营卫、津液得以通行……无非血之用也。"

气与血均来源于水谷精微,由后天脾胃化生,两者关系密切,气为血之帅,血为气之母,气血相互依存,相互化生,气能生血,血的生成离不开气,血能载气,又不断地为气的功能活动提供水谷精微,使气持续地得到补充,故《难经本义》曰:"气中有血,血中有气,气与血不可须臾相离,乃阴阳之互根,自然之理也。"气还能行血、摄血,血的运行离不开气的推动、固摄,使血在脉管中运行,不致溢出脉外,气与血共同完成对机体的温煦、推动、防御、营养、滋润作用。如气功能不足,则化生血液不足,血虚不能载气、气得不到水谷精微的持续补充而致气虚,最终形成气血两虚,颈部失于护卫则风寒湿邪侵袭,失于温煦则发凉怕冷,失于推动则血行迟缓、涩滞,甚至瘀阻于颈,失于滋润、濡养则筋肉紧张、拘急、痉挛、屈伸不利、骨疏松脆弱痿软。

③七情内伤、气滞血瘀:七情即喜、怒、忧、思、悲、恐、惊 7 种正常的情志活动,是人的精神意识对外界刺激的反应。七情在正常的范围内活动,是正常的生理反应,不会致病,当其超过人体正常的生理反应范围,如工作过度紧张,长期压力过大,或工作生活环境不和,长期郁闷不舒,或存有疑虑,长期思虑过度,或情绪过激,恼怒过度,或生活所困,忧愁过度等七情内伤,使人体气机运行紊乱,脏腑气血失调,情志疏泄失职,肝气郁结郁滞,气滞则血瘀,形成气滞血瘀证。可见或烦躁易怒,或郁闷寡欢,或胀痛,或刺痛,颈部气滞血瘀,瘀血内停,痹阻气血,新血受阻则不达,筋脉失养而出现颈、臂、背痛和麻木,以及颈活动不利,并随情志活动的波动而病情加重。《中藏经·五痹》曰:"由怒叫无时,行步奔急,淫邪伤肝,肝失其气,因而寒热所客,久而不去,流入筋会,则使人筋急,而不能行步舒缓也。"

④饮食失宜、痰湿内生:饮食是保证人体生命的基本条件,饮食化生的水谷精微是化生气血,维持机体生长、发育,完成各种生理功能活动的物质基础。《素问·痹论》曰:"饮食起居处,为其病本。"脾胃主运化水谷水湿,为受纳腐熟水谷、运化水谷精微的器官,脾胃健则运化正常,一方面水谷精微得以化生气血布散全身,为全身提供营养,另一方面水湿得以运化而不致停聚。若饮食失宜,或饮食不节,或饮饱无度,或饮食不洁,或饮食偏嗜,或过食生冷等损伤脾胃,导致脾胃受纳腐热失职,运化失常。一方面运化水谷精微、化生气血不足,颈部肌肉失于滋养或软弱无力,或紧张拘急;另一方面水湿内停,日久湿聚为痰为饮,形成痰湿,痰湿流注颈部,壅遏气血、痹阻经络筋骨,颈部或疼痛重着,或发为头晕等。

(2)外因:外部致病因素,为颈椎病产生的重要条件,主要有风寒湿邪侵袭、外伤、劳损等。

①风寒湿邪的侵袭：多由于久居风寒湿地，或汗出当风，风寒侵袭，或夜卧盖被不严，风寒袭颈，或气温骤降，不加衣被，或爱美衣领过低，颈部受凉，或办公场所午休，颈部疲劳受凉，或空调温度过低，电扇风过大、时间又过长等原因使风寒湿邪侵袭人体，损伤阳气，痹阻于颈部，颈臂气血不通，不通则痛，出现颈部、上肢、上背疼痛酸楚等，如《素问·痹论》曰："风寒湿三气杂至，合而为痹。"

四时不时之气也有影响，颈椎病冬春发病率远较其他季节高，因冬春两季，为风、寒主气，风寒之邪更易乘虚入侵，颈椎病者，此时易诱发或加重，出现颈部的酸沉疼痛。《素问·痹论》曰："以冬遇此为骨痹，以春遇此为筋痹。"

风寒湿邪侵袭人体，因发病季节不同，患者禀赋有别，体质虚实寒热的差别，以及颈椎病发展转归而异，风、寒、湿三气各有所主，临床表现各不相同，有的以风为主，颈臂疼痛游走不定，或颈，或背，或肩，或臂，或颈后，或颈侧，或上臂，或前臂，或内侧，或外侧等。寒气为主，疼痛剧烈，固定不移，疼痛拒按呈冷痛，喜热恶冷伴形寒肢冷。湿气为主，疼痛酸沉重着，缠绵难愈。《素问·痹论》曰："其风气盛者为行痹，寒气盛者为痛痹，湿气盛者为着痹也。"临证中，风、寒、湿型可单独出现，但多夹杂出现，或风寒并重，或寒湿并存，或以风为主，兼见寒湿，或以寒为主，兼见风湿，或以湿为主，兼见风寒等。亦有患者，素体有热，或风寒湿痹阻日久，郁而化热，而兼见热象者。

②外伤：颈部为头、胸之间的较细薄弱部位，既没有头脑的骨壳保护，又没有胸部胸肋的固定保护，活动幅度又大，容易造成外伤。颈部外伤有两种，一是直接外伤，如压伤、创伤等直接作用于颈部。另一种是间接外伤，如闪伤、扭伤，亦有颈部手术造成创伤，或颈部手术后未完全修复，或日常游戏活动导致颈部的损伤等。

颈部外伤，虽有外触，势必内伤，先及皮肉，次及经脉，皮肉筋脉的损伤，导致血溢脉管之外，形成局部气滞血瘀。《杂病源流犀烛》曰："跌扑闪挫，卒然身受，由外及内，气血俱伤病也"，导致颈部疼痛、拒按、活动受限。

颈部外伤，如治疗及时得当，且损伤较轻，则离经之血，得以消散吸收，经脉畅通，气血畅达，颈痛消失，活动恢复正常。《灵枢·本脏篇》曰："血和则经脉流行，营复阴阳、筋骨劲强，关节清利矣。"如失治、误治，血脉损伤，血外溢于肌肉筋脉，得不到及时消散吸收，留滞日久，必机化内结成块，或形成结节状、条索状硬物，或骨化增生，或筋肉粘连，影响颈部功能，产生疼痛等。如颈部损伤较重，就是得到了及时有效的治疗，部分筋骨无法完全修复，颈部筋肉也可有不同程度的粘连、瘢痕、挛缩，影响颈部的功能而出现颈部麻痛、活动不利等。

③慢性劳损：慢性劳损即慢性积劳性损伤，多由于枕头过高或过低，或长时间上网、玩电子游戏或手机，或长时间低头工作，或常趴在办公桌、课桌午休，或儿童时期常在大人背上睡觉，或学生书包过重，或书包背偏等颈部不良姿势太久所致。《素问·宣明方论》曰："五劳所伤……久立伤骨，久行伤筋。"久行、久立即长期慢性活动，且积累到一定程度。从时间讲，过长过久；从程度上讲，过大过重，超过了正常活动的限度；从耐受力上说，超过了颈部的耐受范围，使其无法自我代偿，造成颈部的筋骨损伤。

颈部为头与躯干的枢纽，日常生活的感官刺激需要颈部有较大的活动范围，较高的活动频率，活动量大、程度强，颈又较细，其构成如肌肉、筋骨等又较细小薄弱，经不起长期超量的活动，且颈又承担着头的重量，这些都决定了颈部易于慢性损伤。长期低头伏案者发病率高，有的青少年沉迷于网吧、电子游戏，加之书包过重、学习负担过大等长期低头也易引发，颈椎病发病年龄有偏小的趋势，即是很好的佐证。长期颈部姿势不正，或持续的劳累，超过了颈部肌肉筋骨的耐受范围和抵御能力，初起是某一筋、肌肉被积劳损伤、功能活动减退或部分丧失，将由其他筋、肌肉来代偿，造成其他筋或肌肉的负担过重，日久必然致其他筋、肌肉的慢性损伤，如此环境,导致颈部肌肉、筋失于代偿,多条筋肉的积累性损伤,各筋肉间的功能不能协调配合,一方面局部气血因损伤而瘀滞,另一方面血从损伤的筋肉多次微量溢于脉外,又不能被消散吸收,形成瘀血粘连,瘀血阻滞,新血则不达,筋肉失于气血的滋养而紧张拘急,功能更下降,更不耐活动量的过大过久,如此造成恶性循环,使颈部筋肉广泛性积劳损伤,颈项部及两侧广泛性压痛,活动不利,甚至障碍。而筋肉的损伤拘挛,使颈部骨骼牵拉不平衡,骨骼的结构发生变化,更影响周围筋肉的功能,最终导致颈部骨、筋、肉的形态结构改变,运动不协调,屈伸不利,甚至活动受限;从微观来说,气滞血瘀,经脉不通,产生疼痛、麻木、酸楚、沉重等。

(3)各种原因之间的关系:导致颈椎病的原因很多,各种原因之间,内因之间,外因之间,内因与外因之间相互联系,相互影响,共同形成颈椎病。但外因是形成的条件,内因是形成的根本,外因通过内因而起作用。就每位患者来说,可以是一种原因,但多数是两种或两种以上原因的复合。

①风寒湿邪与外伤、劳损:颈部的外伤或慢性劳损,筋骨经脉损伤,血脉痹阻,气血运行不畅或不通,颈部筋肉得不到气血的滋润、濡养而气血俱虚、营卫失调、肌腠空虚,不耐外邪侵袭,风寒湿等外邪易乘虚侵入,流注经脉筋肉,痹阻于颈,从而诱发或加重颈椎病的疼痛、麻木和功能障碍,故常见外伤或劳损后形成的颈椎病阴雨天或受凉后加重。反之风、寒、湿等外邪侵袭颈部,气血郁滞,局部气血运行不畅,肌肉筋脉失于气血的滋润、营养而紧张拘急,相互间功能失于协调,不耐外力牵拉,只要较轻的外力和慢性劳损即可产生新的损伤,使已有的颈椎病加重,或加速诱发颈椎病,故临床上由风寒湿等外邪引起的颈椎病遇外伤、劳累后加重。可见风、寒、湿等外邪与外伤、慢性劳损相互影响,互为因果,诱发或加重颈椎病。

②气血虚弱、肝肾不足与风寒湿邪:气血虚弱、肝肾不足、阴精亏虚,就整体来说,机体功能减退,体表腠理空虚,卫外防御功能不

足,风、寒、湿等外邪易于侵袭,就局部而言,颈部活动量大,气血消耗多,气血阴精不足在局部表现得更为明显,局部肌腠比整体更虚,风、寒、湿等外邪更易乘虚入侵,痹阻于颈,形成颈部痛、麻木。反之风寒湿邪侵袭,邪则伤正,就整体而言耗散气血,导致气血被耗,肝肾阴精受损,就局部来说肌腠体表郁滞、经脉痹阻,血行不畅,气血供给不足,颈部气血更虚,筋肉、骨骼失于滋润、濡养、温煦则拘急、紧张、屈伸旋转活动不利。

③气血虚弱、肝肾不足与外伤、劳损:气血虚弱、肝肾不足、阴精亏虚,颈部筋失于濡养则坚韧之性不足,骨失于充养脆弱退化,坚硬支撑能力减退,肌肉失于濡养则痿软无力,弹性降低,不耐外力,稍有外力过大,甚至正常的生活、工作姿势过长,就有可能导致筋脉肌肉的损伤,气血瘀阻,形成颈部疼痛、功能障碍和骨质的退变。反之外伤、慢性劳损,导致颈部筋肉损伤、气滞血瘀,经脉瘀阻,气血、精血难以布达,局部气血更虚,筋骨肌肉失于滋润濡养,功能更差,不耐外力,更易损伤,以上原因互为因果,恶性循环,加重颈部的疼痛、麻木。

④内伤七情与外伤、劳损:七情内伤,就整体而言,导致人体情绪变化,气机升降失常,郁闷寡欢;就局部来说,气机郁滞,气血运行不畅或不通,甚至气滞血瘀,痹阻于颈,颈部筋肉功能失常,稍遇外伤、劳损,可诱发颈部痛。反之急性外伤或慢性劳损,筋骨肌肉损伤,血溢脉外,瘀血内停,气机运行受阻,稍有情志刺激,气机运行更阻,导致瘀血更重,颈部痛、麻木更重。因此内伤七情与外伤、劳损,是导致气滞血瘀的重要内、外原因,二者互为因果,造成颈部血脉痹阻,诱发或加重颈椎病。

⑤内伤七情与饮食失调:七情内伤与饮食失调、痰湿内生为发病的两大内因。七情内伤,情志不遂,则气机运行紊乱失常,一方面肝失疏泄,肝气郁结,木气乘土,造成脾胃虚弱,饮食失节,运化失职,水湿内停而为痰为饮。另一方面气机郁滞,气滞血瘀,经脉不畅,水湿运行受阻而停留,聚而为痰。反之饮食不调、损伤脾胃,

脾失健运,水湿内停而为痰饮,痰饮流注筋肉经脉,阻碍气机,壅阻气血,导致瘀血内停,影响情志活动,诱发或加重颈椎病。

2. 筋骨皮肉与颈椎病的关系　颈部为头与躯干之间的较细部分,没有内脏,主要由骨、肌肉、肌腱、韧带、筋膜、血管、神经等组成,尤其是颈椎周围,这些为中医之骨、筋、肉、皮、经脉等,颈椎病变,亦多为这些组织引起。

(1)骨:为颈椎的支架,具有储藏骨髓、脊髓,支撑头部,主管运动的作用,故《灵枢·经脉》曰:"骨为干。"肌肉与筋收缩、牵拉使颈部屈伸、旋转,骨起到了支架、支点、支撑作用,故骨为颈部重要组织部分,其功能活动正常与否直接决定颈椎是否发病,若骨强劲坚固,功能正常,则颈椎病无从发生,若骨充养不足则出现颈椎或痿软无力,或骨质疏松,或骨质增生等颈椎病骨的改变,亦有骨质虽然正常,由于不良习惯或外力使骨的结构发生改变,力平衡失调,支架、支撑作用失常,活动不利而发为颈椎病。

(2)筋:为连接骨、关节的一种坚韧刚劲的组织,包括韧带、肌腱、筋膜、关节囊、滑膜囊等,具有连接颈椎、限制活动、协助运动的作用,故《素问·痿论》:"宗筋主束骨而利关节也。"筋与肝、脾关系密切,由肝所主,脾所养。"肝主身之筋膜"(《素问·痿论》),筋束骨,维持正常运动,若肝血充盛,颈部之筋得到充分的滋养,则强健有力,若肝血亏虚,不能供给颈部筋充足的营养,则筋松弛无力,颈部活动能力减退,易形成颈椎病。脾胃为水谷之海,气血生化之源,脾气健旺,化源充足,气血充盈,则脾有所主,筋有所养。《素问·经脉别论》:"食气入胃,散精于肝,淫气于筋。"若脾胃虚弱,化源不足,筋失所养,则筋失于韧性,易于损伤,失于协调,则颈软弱无力,活动不利。

(3)肉:肉主司运动,保护脏器,人体各种功能活动,肌肉为动力来源,靠肌肉的收缩功能来完成。《灵枢·天年》曰:"二十岁,血气始盛,肌肉方长,故好趋。三十岁,五脏大定,肌肉坚固,血脉盛满,故好步"。肉由脾所主,赖脾运化的水谷精微充养,故《灵枢·

痿论》曰:"脾主身之肌肉。"脾气健旺,气血生化之源充足,则颈部肌肉得到充分的滋养而发达丰满,强健有力,如脾胃虚弱,化源不足,营养亏乏,颈部肌肉失于充养则瘦削、软弱无力,颈部失稳,易发为颈椎病。

（4）皮肤:位于体表,为人体的第一道屏障,皮肤抵御外邪侵袭、外力损伤,护卫体内脏器,维护机体与自然环境的稳定和物质、能量、信息交换。皮肤通过经络与内部脏腑、组织器官相连、相通。外邪侵袭颈肩臂等,从皮肤而入,进而侵入内部组织、脏腑,颈椎病内部病变,通过经络反映于体表皮肤,颈肩臂皮肤上出现色泽、形态变化和压痛等阳性反应。

阳性反应包括色泽改变,如皮肤粗糙、色素沉着、灰暗等,说明局部气血不足、营养较差,多为经气郁滞,阻塞不通,气血不达,或气血虚弱,不能充养所致。皮肤充血发红,说明经络、脏腑郁热。皮肤血络为络脉瘀滞的表现,可为血瘀,也可为奇邪侵袭。感觉改变,如疼痛、酸胀、麻木、冷、热等,是经气聚结、经气虚少、寒侵、热郁等。形状的变化,如凸起、凹陷、结节状、条索状反应物等,多为经气郁滞、郁结较重、时间较长,由功能到器质结构的改变,为病变较为顽固部位。《灵枢·刺节真邪第七十五》曰:"用针者,必先察其经络之实虚,切而循之,按而弹之,视其应动者,乃后取而下之。"

按压异常处为针刺治疗的常见部位,可为压痛、酸胀、紧张、发硬、松软等,如阿是穴,多为经气郁滞、郁结之处,是治疗的有效部位,压痛也是特殊的阳性反应。《素问·缪刺论篇第六十三》曰:"先以指按之痛,乃刺之。"《灵枢·背俞第五十一》曰:"皆挟脊相去三寸所,则欲得而验之,按其处,应在中而痛解,乃其腧也。"

针刺治疗部位也可为按压舒服处,按压舒服,说明通过按压经气郁滞得散,经气得通。《灵枢·五邪第二十》曰:"邪在肺,则病皮肤痛,寒热,上气喘,汗出,劻动肩背。取之膺中外腧,背三节五脏之傍,以手疾按之,快然,乃刺之。"

皮肤阳性反应点也是接受针刺点,刺皮不但可以将颈椎病消除在初期皮肤阶段,也可治疗病位在里的颈椎病,故《素问·阴阳应象大论篇第五》曰:"故善治者治皮毛。"皮肤神经末梢丰富,针刺皮肤,针感较强,疗效较快、较好,刺皮治疗部位较浅,几乎没有损伤,没有风险,较为安全,深受医务人员、患者欢迎。刺皮疗法单独作为一种针刺方法治疗颈椎病,多可取得较好疗效,也可结合针刺筋、肉、骨、脉四体综合治疗。

3. **脏腑失调与颈椎病的关系**　脏腑是人体的核心,通过经络与机体各组织联结成一个有机的整体,颈部重要组成部分骨、筋、肉、脉等分别有脏腑所主,脏腑的功能失调,在颈部可有不同程度的表现,颈椎病变,除引起颈臂痛、麻木外,还会出现脏腑失调的全身症状,而胸椎、腰椎病变则较少影响全身、出现全身症状,这也是颈椎病的特点之一。临症中约 40% 颈椎病患者可出现除颈臂麻痛的其他症状,或头部症状如头痛、头晕、头沉、头木,或感官症状如耳鸣、耳聋、眼花、咽痛、鼻塞等,或内脏症状如心悸、心痛、失眠、咳喘、胃痛、恶心、呕吐、腹泻等,或下肢症状如下肢痿软、麻木无力等,而颈臂麻痛也多与脏腑失调有关,故颈椎病与脏腑的关系极为密切。

(1)心:位于胸中,为五脏六腑之大主,生命之主宰,具有主血脉、藏神的功能。

心主血脉,是说心脏有推动血液在血管中运行的作用。心脏推动血液的运行,全赖心气的作用,心气旺盛,使血液在脉管中运行不息,从而供应全身的需要,若心气虚或心阳不振,无力推动血液在脉管中运行,则血行缓慢甚至血阻脉中,如阻于颈部则颈部痛,如阻于心则形成心血瘀阻而见心痛、心悸等,交感神经型颈椎病、椎动脉型颈椎病可见此症。

心藏神,是指人的精神、思维活动属于心,血液为神志活动的物质基础,心的气血充盈,则神志清晰、精力充沛、思考敏捷,如心气血不足,心神失养,则出现神志活动的异常,出现失眠、记忆力减退等交感神经型颈椎病的症状。

（2）肺：肺位居胸中，左右各一，有主气、肺朝百脉、主宣发、肃降、开窍于鼻等作用。

肺主气即主呼吸之气和主一身之气，肺朝百脉即肺协助心脏推动血液在脉管中运行，全身的血液通过经脉聚会于肺，通过肺的呼吸，进行体内外气体的交换，然后将血液运行全身。肺主气、朝百脉的功能正常，则人的呼吸正常、血液运行畅通，如肺气虚助心行血不足，则血行无力甚至气血运行受阻，若阻于颈可出现颈部痛。

肺主宣发是通过肺的宣发使卫气和津液输布全身，以温润肌腠皮肤，皮肤位于体表，是人体抵御外邪的屏障，皮肤之汗孔也有散气以调节呼吸的作用，如肺宣发正常，则皮肤润泽、汗孔开阖有度，若肺失宣发、肺气虚、汗孔开阖失司，则出现多汗、少汗等症，颈椎病患者多由影响交感神经引起。

肺主肃降，是肺气以清肃下降为顺，肺的宣发与肃降，是肺生理功能相辅相成的两个方面，这两个方面相互协调，则肺气出入通畅，呼吸均调，若肺气失宣或肺失肃降，则肺气上逆而见咳嗽、哮喘、胸闷等，故《素问·至真要大论》曰："诸气膹郁，皆属于肺。"交感神经型颈椎病可见。

肺开窍于鼻，鼻为呼吸之气出入的通道、司嗅觉，鼻的通气和嗅觉功能，主要靠肺气的作用，肺气和，才能呼吸利、嗅觉灵敏，故《灵枢·脉度篇》曰："肺气通于鼻，肺和则鼻能知臭香矣。"如肺气失和，则可出现鼻塞、喷嚏、嗅觉异常等颈椎病影响交感神经症状。

喉为行呼吸、发声音的器官，是呼吸的门户，上连于鼻，下通于肺，肺的经脉过喉，故喉的通气、发音与肺密切相关，《重楼玉钥·喉科总论》曰："喉者空虚，主气息出入呼吸，为肺之系，乃肺气之通道也。"肺的呼吸功能正常，则喉通气发音正常，若肺气不利影响及喉，不仅使喉通气不利，而且声音发生变化而出现声音嘶哑、失声等症状，椎动脉型、交感神经型颈椎病多见。

（3）脾：脾为后天之本，主运化，为气血生化之源，又主肌肉、四肢。

脾主运化是脾有运化水谷精微的作用,水谷精微为化生气血的物质基础,脾气健运,化源充足,则气血旺盛,若脾失健运,化源不足,则气血亏虚,不能上荣于脑则出现头晕、头痛,不能上荣于心则出现心悸等。椎动脉型、颈型颈椎病可出现头晕、头痛,交感神经型颈椎病可出现心悸。

脾主肌肉四肢,是脾将水谷精微输送到全身肌肉、四肢,为之营养,使肌肉发达丰满,臻于健壮,则四肢轻健有力。若脾失健运,则清阳不布、营养不足、气血亏虚,则肌肉、四肢痿软、瘦削、肢体麻木、软弱无力。《素问·太阴阳明论》曰:"四肢皆禀气于胃而不得至经,必因于脾乃得禀也,今脾病不能为胃行其津液,四肢不得禀水谷气,气日以衰,脉道不利,筋骨肌肉,皆无以生,故不用焉。"神经根型颈椎病可出现上肢瘦削、麻木无力,脊髓型颈椎病可出现四肢瘦削、痿软无力、感觉减退、麻木、走路不稳等。

(4)肝:肝位于右胁部,有主疏泄、藏血、主筋、开窍于目的功能。

肝主疏泄,是肝有调节气机、维持气血运行的作用,若肝气舒畅条达,则血随之运行通畅,若肝失疏泄、气机郁滞,则气滞血瘀。《格致余论·经水或紫或黑论》曰:"血为气之配……气凝则凝、气滞则滞。"气滞血瘀虽较少直接致颈臂痛,但气血瘀滞,为颈椎病提供了病理基础,稍有其他因素即可发病。

肝藏血生血,是肝有储藏血液、调节血量、参与血液的生成。肝藏血生血的功能正常则血有所藏、体有所养,若肝血不足,不能上充于头则可出现头痛、头晕等症状,交感神经型、椎动脉型颈椎病可见。

肝为刚脏,体阴而用阳,以血为本,以气为用,性喜条达,内寄相火,主动主升,若肝阴不足,阳亢于上而出现肝阳上亢症状如头痛、头晕等,交感神经型颈椎病血压偏高者多见。

肝主筋是筋有赖于肝血的滋养,只有肝血充盈,才能淫气于筋,使筋膜得到濡养而维持正常运动,故《素问·痿论》曰:"肝主身之筋膜。"若肝血不足,血不养筋,可出现颈部筋脉紧张拘急而屈伸不利、上肢痛、麻木等,神经根型颈椎病可见。

肝开窍于目是肝藏血、目赖肝血滋养,肝的经脉又上联于目,故《灵枢·脉度篇》曰:"肝气通于目,肝和则目能辨五色矣。"肝血充足,则眼睛明亮、视物清晰,若肝血不足、目失所养,可出现眼睛干涩、视物模糊等,颈型、椎动脉型、交感神经型颈椎病可出现视力异常症状。

(5)肾:肾位于腰部,为先天之本,有藏精、生髓、主骨等功能,开窍于耳、二阴。

肾为先天之本,内藏精气,又能生髓,脑为髓之海,赖肾精的充养,肾精充足,则髓有所生、脑有所养,若肾精不足,不能充养脑髓,脑失所养则出现眩晕等,椎动脉型颈椎病可见。

肾主骨是骨赖髓充养,肾精充足,则骨髓生化有源,骨骼得到髓的充分滋养而坚强有力,若肾精虚少,骨髓化源不足,不能营养骨骼,则见骨骼脆弱无力、骨质疏松、骨质退化等颈椎病表现。

肾开窍于耳,《灵枢·脉度篇》:"肾气通于耳,肾和则耳能闻五音矣。"肾藏精生髓,髓聚于脑,精髓充足、髓海得养,则听觉灵敏,如肾精不足,髓海失养,则听力障碍,出现耳鸣、聋、听力减退等症状,椎动脉型颈椎病可见。肾开窍于二阴,司二便,肾虚则二便失调,脊髓型颈椎病也可见。

二、经络病因病机

颈椎病是针灸的优势病种,颈椎病经络病因病机、经络辨证对针灸治疗具有针对性的指导作用。

1. 相关经脉、经别、经筋、络脉的循行、主病

(1)足太阳经脉、经别、经筋、络脉的循行、主病

①足太阳经脉的循行、主病:足太阳经"还出别下项",循行于颈后,足太阳经脉气不通、不利出现"项如拔""项"痛,《灵枢·经脉

第十》："膀胱足太阳之脉……还出别下项,循肩髆内……以下贯踹内,出外踝之后,循京骨,至小指外侧。是动则病冲头痛,目似脱,项如拔,脊痛……是主筋所生病者……项、背……皆痛。"

②足太阳经别的循行:足太阳经别"从膂上出于项,复属于太阳",加强了足太阳经与颈部的联系,《灵枢·经别第十一》:"足太阳之正……直者,从膂上出于项,复属于太阳。"

③足太阳经筋的循行、主病:足太阳经筋"上挟脊,上项;……其直者,结于枕骨,上头下颜……其支者,从腋后外廉,结于肩髃;其支者,入腋下,上出缺盆,上结于完骨",劳损、寒邪侵袭足太阳经筋,可出现"项筋急……腋支缺盆中纽痛,不可左右摇"等,《灵枢·经筋第十三》:"足太阳之筋……上挟脊,上项;其支者,别入结于舌本;其直者,结于枕骨……其病……脊反折,项筋急,肩不举,腋支缺盆中纽痛,不可左右摇。"

④足太阳络脉的循行:足太阳络脉加强经脉联系,足太阳络脉不通,可出现"头背痛",《灵枢·经脉第十》:"足太阳之别,名曰飞扬。……实则鼽窒,头背痛。取之所别也。"

足太阳皮部、浮络、孙络位于颈后、腰背、下肢后侧,其血络反映了足太阳络脉瘀滞状况,《素问·皮部论篇第五十六》:"太阳之阳,名曰关枢,上下同法,视其部中有浮络者,皆太阳之络也。"

也可有足太阳经的络穴受累,尤其是井穴至阴。

(2)手太阳经脉、经筋、络脉的循行、主病

①手太阳经脉的循行、主病:手太阳经"绕肩胛,交肩上,入缺盆",手太阳经不通可出现"不可以顾,肩似拔,臑似折""颈、颔、肩、臑、肘、臂外后廉痛",《灵枢·经脉第十》:"小肠手太阳之脉,起于小指之端,循手外侧上腕,出踝中,直上循臂骨下廉,出肘内侧两筋之间,上循臑外后廉,出肩解,绕肩胛,交肩上,入缺盆……从缺盆循颈上颊……是动则病嗌痛颔肿,不可以顾,肩似拔,臑似折。是主液所生病者……颈、颔、肩、臑、肘、臂外后廉痛。"

②手太阳经筋的循行、主病:手太阳经筋循行上肢外侧后缘、

肩胛、颈部,劳损、寒邪侵袭手太阳经筋,可出现"小指支肘内锐骨后廉痛,循臂阴入腋下,腋下痛,腋后廉痛,绕肩胛引颈而痛……颈筋急",《灵枢·经筋第十三》:"手太阳之筋,起于小指之上,结于腕,上循臂内廉,结于肘内锐骨之后,弹之应小指之上,入结于腋下;其支者,后走腋后廉,上绕肩胛,循颈,出走太阳之前,结于耳后完骨。……其病小指支肘内锐骨后廉痛,循臂阴入腋下,腋下痛,腋后廉痛,绕肩胛引颈而痛,痛引颔,目瞑,良久乃得视,颈筋急。"

③手太阳络脉的循行:手太阳皮部、浮络、孙络位于颈后、上肢外后侧,其血络反映了手太阳络脉瘀滞状况。也可有手太阳经的络穴受累,尤其是井穴少泽。

(3)手少阳经脉、经筋、络脉的循行、主病

①手少阳经脉的循行、主病:手少阳经"起于小指次指之端,上出两指之间,循手表腕,出臂外两骨之间,上贯肘,循臑外上肩,而交出足少阳之后,入缺盆……其支者,从膻中上出缺盆,上项",手少阳经气不通,可出现"肩、臑、肘、臂外皆痛,小指次指不用",《灵枢·经脉第十》:"三焦手少阳之脉,起于小指次指之端,上出两指之间,循手表腕,出臂外两骨之间,上贯肘,循臑外上肩,而交出足少阳之后,入缺盆……其支者,从膻中上出缺盆,上项,系耳后直上,出耳上角,以屈下颊至𬮱;其支者,从耳后入耳中,出走耳前,过客主人前,交颊,至目锐眦。……是主气所生病者,汗出,目锐眦痛,颊痛,耳后、肩、臑、肘、臂外皆痛,小指次指不用。"

②手少阳经筋的循行、主病:手少阳经筋循行于上肢外侧、肩外侧、颈侧,劳损、寒邪侵袭手少阳经筋,可出现"其病当所过者即支转筋",《灵枢·经筋第十三》:"手少阳之筋,起于小指次指之端,结于腕,中循臂,结于肘,上绕臑外廉,上肩,走颈,合手太阳;其支者,当曲颊入系舌本;其支者,上曲牙,循耳前,属目外眦,上乘颔,结于角。其病当所过者即支转筋。"

③手少阳络脉的循行:手少阳皮部、浮络、孙络位于颈侧、上肢外侧,其血络反映了手少阳络脉瘀滞状况,《素问·皮部论篇第五

十六》："少阳之阳,名曰枢持,上下同法,视其部中有浮络者,皆少阳之络也。"也可有手少阳经的络穴受累,尤其是井穴关冲。

（4）手阳明经脉、经筋、络脉的循行、主病

①手阳明经脉的循行、主病:手阳明经循行于上肢前外侧、上背、颈侧部,手阳明经不通可出现"肩前臑痛,大指次指痛不用",《灵枢·经脉第十》："大肠手阳明之脉,起于大指次指之端,循指上廉,出合谷两骨之间,上入两筋之中,循臂上廉,入肘外廉,上臑外前廉,上肩,出髃骨之前廉,上出于柱骨之会上……其支者,从缺盆上颈贯颊……是动则病齿痛颈肿。是主津液所生病者……肩前臑痛,大指次指痛不用。"

②手阳明经筋的循行、主病:手阳明经筋循行于上肢前外侧、肩外侧、颈部,损伤、寒邪侵袭手阳明经筋,可出现"其病当所过者肢痛及转筋,肩不举,颈不可左右视",《灵枢·经筋第十三》："手阳明之筋,起于大指次指之端,结于腕,上循臂,上结于肘外,上臑,结于髃;其支者,绕肩胛,挟脊;直者,从肩髃上颈;其支者,上颊,结于頄;直者,上出手太阳之前,上左角,络头,下右额。其病当所过者肢痛及转筋,肩不举,颈不可左右视。"

③手阳明络脉的循行:手阳明皮部、浮络、孙络位于颈侧、上肢前外侧,其血络反映了手阳明络脉瘀滞状况,《素问·皮部论篇第五十六》："阳明之阳,名曰害蜚,上下同法,视其部中有浮络者,皆阳明之络也。其色多青则痛,多黑则痹,黄赤则热,多白则寒,五色皆见,则寒热也。"也可有手阳明经的络穴受累,尤其是井穴商阳。

（5）手太阴经脉、经筋、络脉的循行、主病

①手太阴经脉的循行、主病:手太阴经循行于上肢内侧前缘,手太阴经不通可出现"缺盆中痛……臑臂内前廉痛厥,掌中热。气盛有余,则肩背痛……气虚则肩背痛寒",《灵枢·经脉第十》："肺手太阴之脉……从肺系横出腋下,下循臑内,行少阴、心主之前,下肘中,循臂内上骨下廉,入寸口,上鱼,循鱼际,出大指之端……是动则病……缺盆中痛,甚则交两手而瞀,此为臂厥。是主肺所生病

者……臑臂内前廉痛厥,掌中热。气盛有余,则肩背痛……气虚则肩背痛寒。"

②手太阴经筋的循行、主病:手太阴经筋循行于上肢内侧前缘、腋下、缺盆,劳损、寒邪侵袭手太阴经筋,可出现"所过者支转筋",《灵枢·经筋第十三》:"手太阴之筋,起于大指之上,循指上行,结于鱼后,行寸口外侧,上循臂,结肘中,上臑内廉,入腋下,出缺盆,结肩前髃,上结缺盆,下结胸里,散贯贲,合贲下,抵季胁。其病当所过者支转筋。"

③手太阴络脉的循行:手太阴皮部、浮络、孙络位于胸外上、上肢前内侧,其血络反映了手太阴络脉瘀滞状况,是部分颈椎病的发病部位,《素问·皮部论篇第五十六篇》:"太阴之阴,名曰关蛰,上下同法,视其部中有浮络者,皆太阴之络也。"也可有手太阴孙络的络穴受累,尤其是井穴少商。

(6)手厥阴经脉、经筋、络脉的循行、主病

①手厥阴经脉的循行、主病:手厥阴经循行于上肢内侧,手厥阴经不通可出现"手心热、臂肘挛急、腋肿等",《灵枢·经脉第十》:"心主手厥阴心包络之脉……上抵腋,下循臑内,行太阴、少阴之间,入肘中,下臂,行两筋之间,入掌中,循中指出其端;……是动则病手心热,臂肘挛急,腋肿。"

②手厥阴经筋的循行、主病:手厥阴经筋"起于中指,与太阴之筋并行,结于肘内廉,上臂阴,结腋下",劳损、寒邪侵袭手厥阴经筋,可出现"所过者支转筋",《灵枢·经筋第十三》:"手心主之筋,起于中指,与太阴之筋并行,结于肘内廉,上臂阴,结腋下……其病当所过者支转筋。"

③手厥阴络脉的循行:手厥阴皮部、浮络、孙络位于上肢内侧,其血络反映了手厥阴络脉瘀滞状况,是个别颈椎病的发病部位,《素问·皮部论篇第五十六篇》:"太阴之阴,名曰关蛰,上下同法,视其部中有浮络者,皆太阴之络也。"也可有手厥阴孙络的络穴受累,尤其是井穴中冲。

（7）手少阴经脉、经筋、络脉的循行、主病

①手少阴经脉的循行、主病：手少阴经循行于腋下、上肢内侧后缘，手少阴经气不通，可出现"臑臂内后廉痛厥，掌中热痛"，《灵枢·经脉第十》："心手少阴之脉……下出腋下，下循臑内后廉，行太阴、心主之后，下肘内，循臂内后廉，抵掌后锐骨之端，入掌内后廉，循小指之内出其端。……是主心所生病者……臑臂内后廉痛厥，掌中热痛。"

②手少阴经筋的循行、主病：手少阴经筋"起于小指之内侧，结于锐骨，上结肘内廉，上入腋"，劳损、寒邪侵袭手少阴经筋，可出现"所过者支转筋，筋痛"，《灵枢·经筋第十三》："手少阴之筋，起于小指之内侧，结于锐骨，上结肘内廉，上入腋……其病当所过者支转筋，筋痛。"

③手少阴络脉的循行：手少阴皮部、浮络、孙络位于上肢内后侧，其血络反映了手少阴络脉瘀滞状况，是部分颈椎病的发病部位，《素问·皮部论篇第五十六篇》："少阴之阴，名曰枢儒，上下同法，视其部中有浮络者，皆少阴之络也。"也可有手少阴孙络的络穴受累，尤其是井穴少冲。

（8）足少阳经脉、经筋、络脉的循行、主病

①足少阳经脉的循行、主病：足少阳经循行于头颈侧、胸部、下肢外侧，足少阳经气不通，可出现"头痛，颔痛，目锐眦痛，缺盆中肿痛，腋下肿"，《灵枢·经脉第十》："胆足少阳之脉，起于目锐眦，上抵头角，下耳后，循颈行手少阳之前，至肩上，却交出手少阳之后，入缺盆；其支者，从耳后入耳中，出走耳前，至目锐眦后；其支者，别锐眦，下大迎，合于手少阳，抵于頔，下加颊车，下颈，合缺盆，以下胸中……出膝外廉下出外踝之前，循足跗上，入小指次指之间；其支者，别跗上，入大指之间，循大指歧骨内出其端，还贯爪甲，出三毛。……是主骨所生病者，头痛，颔痛，目锐眦痛，缺盆中肿痛，腋下肿。"

②足少阳经筋的循行、主病：足少阳经筋"上走腋前廉，系于膺

乳,结于缺盆;直者,上出腋,贯缺盆,出太阳之前,循耳后",劳损、寒邪侵袭足少阳经筋,可出现"上引缺盆、膺乳、颈",《灵枢·经筋第十三》:"足少阳之筋……其直者,上乘季胁,上走腋前廉,系于膺乳,结于缺盆;直者,上出腋,贯缺盆,出太阳之前,循耳后,上额角,交巅上,下走颔,上结于頄;……其病……上引缺盆、膺乳、颈,维筋急。"

③足少阳络脉的循行:足少阳皮部、浮络、孙络位于下肢外侧,其血络反映了足少阳络脉瘀滞状况,是个别颈椎病的发病部位,也可有足少阳孙络的络穴受累,尤其是井穴足窍阴。

(9)足阳明经脉、经筋、络脉的循行、主病

①足阳明经脉的循行、主病:足阳明经循行于颈前、下肢前外侧,足阳明经气不通,可出现"颈肿",《灵枢·经脉第十》:"胃足阳明之脉……其支者,从大迎前下人迎,循喉咙,入缺盆……是主血所生病者……颈肿。"

②足阳明经筋的循行、主病:足阳明经筋"腹而布,至缺盆而结,上颈",劳损、寒邪侵袭足阳明经筋,可出现"腹筋急,引缺盆及颊",《灵枢·经筋第十三》:"足阳明之筋……上腹而布,至缺盆而结,上颈……其病……腹筋急,引缺盆及颊。"

③足阳明络脉的循行:足阳明皮部、浮络、孙络位于下肢前外侧,其血络反映了足阳明络脉瘀滞状况,是个别颈椎病的发病部位,也可有足阳明孙络的络穴受累,尤其是井穴厉兑。

(10)督脉循行、主病

①督脉的循行、主病:督脉"别下项,循肩髆内",督脉为病,脊强疼痛,《素问·骨空论篇第六十》:"督脉为病,脊强反折。督脉者……还出别下项,循肩髆内。"

②络脉循行、主病:督脉络脉"挟膂上项,散头上,下当肩胛左右,别走太阳",络脉不利,出现"实则脊强",《灵枢·经脉第十》:"督脉之别,名曰长强。挟膂上项,散头上,下当肩胛左右,别走太阳,入贯膂。实则脊强。"

（11）脊髓型颈椎病涉及足三阴、三阳经脉、经筋、络脉：脊髓型颈椎病出现下肢、腹部、二阴症状，会涉及足三阴、三阳经脉、经筋、络脉。

（12）交感神经型颈椎病出现脏腑的经脉、经筋、络脉等：交感神经型颈椎病会出现脏腑功能失调的症状，影响脏腑的经脉、经筋、络脉等。

2. 经络病因病机　颈椎病由于外伤、劳损等损伤经络，血瘀于脉，阻滞经络，使经络运行不通，不通则痛，或卫外不固，风寒入侵于颈部经络，痹阻经络，气血阻滞，经络不通，或正气不足，经络空虚，经脉失养，也有奇邪侵袭，或劳损、七情等内生奇邪，奇邪入络，在大络中左右、上下流溢，使络脉不通等所致。本病病位在经络，是手三阳经、手三阴经、足太阳经、足少阳经、足阳明经、督脉等经络受病，但有所侧重，以手太阳经、手阳明经、督脉为主，可为单纯经脉病，或经筋病，或络脉病，或骨病，多为经脉、经筋、络脉为主，重证涉及骨，经脉、经筋、络脉、骨同病、共病。病变以颈肩、上肢为主，脊髓型颈椎病还会出现下肢足三阴、三阳经症状，交感神经型颈椎病还会出现脏腑功能失调症状，椎动脉型颈椎病多出现头目五官症状等。

三、西医病因与发病机制

引起颈椎病的原因很多，归纳起来有以下几点。

1. 外伤　颈椎位于头、躯干之间，是人体脊柱活动最大部分，而且承担着头的重量，头颈部的任何一种损伤都可成为颈椎病的发病原因，有资料记载颈椎病多与外伤有关，只不过有的外伤较为明显，颈椎结构发生变化，当时出现颈部痛、功能障碍；有的虽然当时没有症状，但时间不长即出现颈椎病的表现；有的比较隐蔽，当时甚至以后相当长的时间内没有感觉。年轻人的代偿能力较强，到中、老年时，代偿能力降低，临床症状就会表现出来。至于急性外伤较重，致颈椎骨折、脱位等重症，多不在颈椎病中讨论而列入骨折、脱位之中,当然其后遗症,若有颈椎病的表现,也列入颈椎病中。

2. **慢性劳损** 长期使用高枕、低头学习、伏案工作、使用电脑和手机、玩游戏、超负荷地抬挑重物、不良的活动姿势及体育锻炼姿势等使颈部的肌肉、韧带、关节的过度劳累损伤,颈椎的曲度发生改变,小关节退变、增生、移位等使颈椎周围的神经、血管受到牵拉而产生颈椎病。

3. **炎症** 颈部较细,咽喉、淋巴结等距颈椎较近,咽喉部、颈部淋巴结的反复炎症浸润到颈椎使颈部关节囊和韧带充血、松弛、骨质脱钙等,长期影响颈椎的稳定性,使颈椎失稳,结构发生变化而出现颈部痛、活动受限等颈椎病的表现,或使颈椎病诱发或加重,严重者可出现颈椎半脱位等。颈椎病影响咽喉部神经,致其血供障碍,易发炎症。咽部炎症与颈椎病相互影响,互为因果,致病反复发作。

4. **先天畸形** 颈椎的先天畸形,如先天性颈椎椎管狭窄、椎体融合、隐性椎裂、棘突分割不全、横突肥大等使颈部代偿空间变小,代偿力降低,改变了颈椎的受力状态,加速了退变,较轻的外因即可形成椎管狭窄、棘突偏移、齿突偏移等颈椎结构的改变而影响神经、血管等出现颈椎病的症状。

5. **颈椎退行性变**

(1)椎间盘变性:椎间盘为含水量很多的纤维结构,发育成熟时含水量约 80%,随着年龄增长,含水量降低,随着含水量的减少,髓核开始产生纤维性改变,因脱水而体积变小,椎间盘变窄,纤维环变性,弹力减少,向周围膨隆,软骨板发生变性萎缩,椎体后外缘由于椎间盘的硬化代偿性骨质增生,膨隆的椎间盘和椎体后外缘骨刺刺激或压迫神经根、脊髓,外伤、慢性劳损可加速此过程的发生。

(2)骨刺:由于慢性劳损,钩椎关节的关节囊增厚,关节周缘受关节囊的牵拉,代偿性引起边缘性的骨质增生,也有学者认为关节囊、韧带的牵拉形成骨膜下血肿、血肿机化、钙化而形成骨刺。骨刺的部位多见于椎体两侧钩突，其次为关节的边缘。骨刺突向椎间孔使椎间孔变小，刺激神经根而出现神经根型颈椎病，突向横突孔压迫椎动脉而引起椎动脉型颈椎病，突向椎管内使管腔变小，超过其代偿范围压迫脊髓引起脊髓型颈椎病，个别突向前方的骨刺刺激食管而出现吞咽困难。由于第 4－第 6 颈椎椎体活动量大，易于劳损退化，故第 4－第 6 颈椎椎体产生骨刺较多，为颈椎病的好发部位。

（3）韧带改变：颈部韧带主要包括后纵韧带、关节囊韧带、黄韧带，这些韧带的变化参与了颈椎病的形成。

后纵韧带由于椎间盘发生退变椎间隙狭窄、纤维环和椎体后缘骨刺向椎管膨出而退变向后压迫脊髓，可形成脊髓型颈椎病，关节囊韧带增厚，自椎间孔压迫神经根形成神经根型颈椎病，黄韧带增厚占据椎管，可压迫脊髓。

6. 筋膜损伤　颈部筋膜较为丰富，且相互联系紧密、交织成网，包裹颈部的神经、血管、肌肉等各层，筋膜相对于肌肉韧性较大、弹性较小，易于损伤，颈部的外伤、劳损、受凉、病理性损伤等原因，筋膜受到反复损伤，易于挛缩、硬化、粘连，其包裹的神经根、交感神经、神经分支、脊髓、椎动脉等受到牵拉、刺激，影响功能活动，产生颈椎病的症状。筋膜损伤基本贯穿于颈椎病的各个阶段及各型，为颈椎病产生的重要病理改变之一，尤其是青少年患者，没有椎间盘、骨质的改变，只有软组织牵拉颈椎结构的改变，特别是筋膜的改变。颈椎病患者通过松解颈部筋膜，症状可有不同程度的改善，甚至痊愈，即使只松解浅筋膜，也有较好的效果。

第3章 颈椎病的检查

一、颈部触诊

1. 棘突 医师利用示指在棘突上下滑动触摸,看有否颈椎生理曲度变直或棘突偏歪,如触及颈椎曲度变小或消失,则提示颈椎生理曲度变直,如触及颈椎个别棘突后凸,则为颈椎反张,颈椎生理曲度变小、变直、反张,椎动脉可受牵拉而产生颈动脉型颈椎病的症状。当然第2、第6、第7椎体棘突正常后突则为生理现象。棘突偏歪则提示颈椎有旋转移位,由于颈椎棘突有分叉,且长短不一,所以棘突偏歪也可能是发育畸形,如何鉴别是颈椎病还是畸形应结合其他症状、体征。如果有临床症状,则说明因旋转移位而产生颈椎病,若没有症状、体征,则说明是发育畸形,或虽有旋转移位但还没有发展到产生颈椎病的程度。用拇指检查棘突有否压痛,如棘突压痛多为棘上韧带损伤、项韧带损伤或钙化,同时检查压痛是否在棘突正中,还是偏左偏右、偏上偏下,以触摸到精确的压痛部位。再检查棘突间有否压痛,棘突间距离的宽窄,棘突间压痛则说明棘间韧带损伤,由于第1、第3颈椎棘突很难触及,且棘突在体表表现不一,此检查较为困难,多结合X线摄片检查。

2. 横突 用示指、中指在颈侧从乳突开始往下滑动至锁骨上窝,触摸颈椎横突连线是否存在生理弯曲,两侧横突是否对称,颈椎横突连线与棘突连线一样是一条前突的弧线,弧度变小说明颈椎生理曲度变小,甚至变直,两侧横突一高一低说明有旋转移位,根据移位横突的高低确定移位的方向。再检查横突是否有压痛，是横突前结节压痛还是后结节压痛，压痛多为病变部位肌肉附着点牵拉损伤所致，可伴有椎体的移位，同时注意横突间距离的大小。

3. 关节突　用拇指在棘突旁两侧关节突处自上而下按压，检查有否压痛，结节状、条索状物、肌痉挛等，若有可为小关节错位或关节囊、肌肉、筋膜损伤，根据阳性反应的部位而确定病变部位，颈椎病可见压痛，并可向上肢放射。

4. 枕神经　枕大神经、枕小神经均来自第 2、第 3 颈神经根通过颈枕部皮下，位于乳突与枕骨粗隆连线中点及外 1cm 处，易受卡压，若有压痛并可有头枕部痛、麻木，则为受到卡压，即为高位颈椎病，也可伴有患侧头前部、头侧痛。

5. 肩胛骨内上角　肩胛骨内上角为肩胛提肌的止点，其压痛则提示有肩胛提肌损伤，其起点（第 1—第 4 颈椎横突后结节）也多伴压痛，颈椎因肩胛提肌损伤而移位产生颈椎病。此处为神经根型颈椎病最常见的压痛点，可作为诊断颈椎病的重要体征之一，压痛的程度反映了病情的程度，其压痛的改变也说明颈椎病病情的变化。

6. 锁骨上前斜角肌　锁骨上胸锁乳突肌外缘可扪及前斜角肌，此肌起于第 3—第 6 颈椎横突前结节，斜向下止于第 1 肋骨前斜角肌结节，臂丛神经在其外下通过，前斜角肌受颈$_{3-8}$神经支配，第 2—第 7 颈椎椎体任何一节有颈椎病，前斜角肌均可受累而出现压痛，并可刺激臂丛神经而出现上肢症状。

7. 上肢　颈椎病可反射性地引起上肢痛、麻木，根据症状可检查上肢是否有压痛，是否向下放射，并根据疼痛的部位推测颈椎病的发病部位，颈椎病上肢压痛多见于上臂上段前后面、前臂上段前外缘等。麻木多位于手、前臂等。

二、颈椎活动度

颈椎为人体脊柱活动量、幅度最大者,有前屈、后伸、左右侧屈、旋转等。

1. 前屈　下颌可触及胸骨柄,正常可达 45°。

2. 后伸　头后仰,双目直视上方,正常可达 45°,鼻尖与额同一水平,颈后皮肤皱襞与枕外隆凸接近。

3. 左右侧屈　头向侧方弯曲,正常可达 45°,耳向同侧肩部靠近,可达肩部。

4. 旋转　头向一侧旋转,正常时下颌碰到肩且看到侧方。左右旋转达 60°～80°。

三、颈部特殊检查

1. 臂丛神经牵拉试验　患者取坐位,检查者立患侧,一手扶患侧头部,一手握患侧腕部,然后两手向相反方向推拉(图 3-1),若出现患侧上肢放射性痛、麻木为阳性,如再迫使上肢内旋,则为加强试验,神经根型颈椎病为阳性,臂丛损伤、前斜角肌综合征亦为阳性。该试验颈丛、臂丛病变均可出现阳性,而以臂丛最易出现。

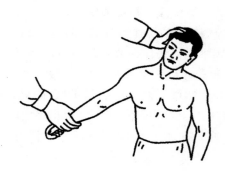

图 3-1　臂丛神经牵拉试验

2. 直臂抬高试验　患者取坐位,手臂下垂,检查者站在患侧的背后,一手扶患侧肩,一手握住患侧腕部向外后方抬高手臂(图3-2),出现疼痛、麻木即为阳性。下位神经根型颈椎病多见,前斜角肌综合征、肋锁综合征亦为阳性。

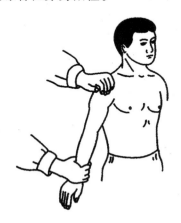

图 3-2　直臂抬高试验

3. 颈下压试验　患者取坐位,医师单手或双手置于患者头部,逐渐加压用力,患肢痛、麻木加重者为阳性,神经根型颈椎病多见。

4. 椎间孔挤压试验　患者取坐位,医师立于患者后面,患者头向患侧倾斜并后伸,医师双手手指交叉,向下压按患者头部(图3-3),患肢痛加重者为阳性,多见于神经根型颈椎病。

5. 椎间孔分离试验　患者取坐位,医师双手分别托着患者下颌和枕部向上牵引(图 3-4),上肢痛、麻木减轻者为阳性,见于神经根型颈椎病,头晕、耳鸣等症状减轻者见于椎动脉型颈椎病。

6. 椎动脉旋转扭曲试验　患者取坐位,头后仰,医师一手扶患者头顶,另一手扶颈部,向左右旋转,出现头晕、恶心、呕吐、视物模糊不清等椎动脉供血不足症状者为阳性,多为椎动脉型颈椎病。

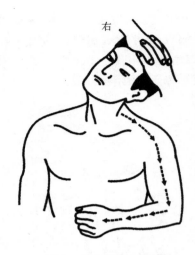

图 3-3　椎间孔挤压试验

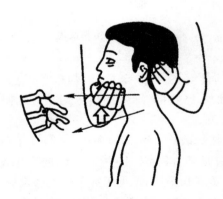

图 3-4　椎间孔分离试验

7. 前斜角肌加压试验　患者取坐位,医师拇指按压锁骨上窝,患肢出现疼痛、麻木者为阳性,多为神经根型颈椎病,前斜角肌综合征亦可出现。

8. 头前屈旋转试验　患者取坐位,前屈头部,然后左右旋转,颈椎疼痛者为阳性,多见于颈椎骨关节病。

9. 力米特征　患者取坐位,屈颈低头,如出现沿肩背向下放射至腰腿的疼痛、麻木为阳性,多见于脊髓型颈椎病。

10. 仰头伸颈征　患者取坐位,然后仰头伸颈,出现疼痛、麻木、头晕、耳鸣,回到自然位或低头屈颈位时症状缓解或消失,为上关节增生或移位。

四、颈椎病 X 线摄片检查

X 线摄片检查是颈椎最重要的检查之一,对颈椎病的诊断具有重要意义,X 线检查可观察颈椎生理曲度的变化,各椎体的排列结构、骨质的变化、骨发育状况,而且还可鉴别诊断颈部其他疾病。

1. X 线正位片　检查各椎体排列结构是否正常,有无骨质疏松等骨质改变,老年颈椎病患者可部分有骨质疏松。颈椎发育有否异常,有否椎体融合、半椎体、棘突是否异常。颈椎发育异常导致颈椎的结构发生改变,受力不平衡,易产生颈椎病。双侧钩椎关节是否对称,有无增生。钩椎关节为正位片观察的重点,钩椎关节增生、变尖外翻可刺激或压迫颈神经根、椎动脉而产生神经根型、椎动脉型颈椎病,为颈椎病产生的重要原因。椎间隙有无狭窄、双侧是否等宽,椎间隙狭窄为椎间盘退化,多颈椎双侧不等宽可见椎体侧弯、椎间盘病变、椎体移位等,单颈椎双侧不等宽则见于椎间盘病变。棘突是否居中,排列有无异常或侧弯,正常棘突居中,所有棘突在一条线上,一个棘突偏歪可见于椎体旋转移位,也可见于棘突发育异常,是否为病理性还要参考侧位片及临床症状。颈椎侧弯可见多个颈椎突向一侧,棘突也偏歪不在一条直线上,显示颈椎两侧不平衡,凹侧肌肉紧张、痉挛有损伤,患侧椎间孔也不同程度变小,可发生颈椎病。第 7 颈椎横突是否过长,有无颈肋形成,过长或颈肋形成可刺激或压迫臂丛神经而产生似神经根型颈椎病的症状。还应注意有无颈椎脊柱裂。

2. X线侧位片 观察颈椎生理弯曲有无改变,有否生理曲度变浅、变直、反张,有无前凸。正常颈椎有生理性前凸,呈弧形排列,以第4颈椎最甚,生理曲度变浅、消失、反张,一方面导致颈椎结构改变,各方受力不平衡,另一方面牵拉椎动脉,产生椎动脉刺激或压迫症状。颈椎各椎体前缘连线、后缘连线、寰椎后结节前缘与棘突前缘连线是否为光滑平行弧线,正常时三条线呈平行光滑的弧线,若某一椎体超过光滑的弧线,则这一椎体有前滑脱,若错后不及弧线,则为后滑脱,颈椎滑脱,一方面椎间盘因牵拉损伤产生病变,另一方面后关节错位、不稳、易退变增生,可刺激压迫颈神经根、椎动脉而产生神经根型、椎动脉型颈椎病。同时,也可导致椎管狭窄、脊髓受压而出现脊髓型颈椎病。若不光滑而成角,则为椎间盘病变。椎间隙有无改变,是否变宽变窄,正常时颈椎前缘椎间隙为(3.8 ± 0.5)mm,后缘间距为(1.9 ± 0.28)mm,老年人因椎间盘退行性病变而变窄,年轻人若髓核突出或脱出,间隙也可变窄,椎间盘往后脱出的多,故多显示后间隙变窄,所以椎间隙的改变对诊断椎间盘病变有重要意义。老年人由于椎间盘退行性改变,椎间隙前、后缘均可出现骨质增生,因第4—第5颈椎、第5—第6颈椎、第6—第7颈椎活动度较大,故其产生骨质增生的概率高,增生以唇样为多,前缘增生多无临床症状,极个别压迫食管可出现吞咽困难,后缘增生较轻者可无症状,增生较重者影响椎管也可出现脊髓受压。韧带有无钙化,包括前纵韧带、后纵韧带、项韧带、棘间韧带等,前纵韧带纵行钙化多无临床症状,后纵韧带钙化在代偿范围内可无临床症状,超过其代偿范围压迫脊髓而出现脊髓型颈椎病症状。项韧带钙化可无症状,也可出现局部不适,项韧带钙化多伴有前面椎间盘的病变,棘间韧带钙化较少。椎体有无旋转可观察双凸、双边、双凹征。颈椎间小关节突呈双像,称双凸征,椎根切迹呈双像,为双凹征,椎体后缘呈双像,为双边现象。若1个或2个颈椎有双凸、双凹、双边征,而其他颈椎正常,则该颈椎有旋转,上部颈椎正常,下部颈椎呈现双凸、双凹、双边现象,或上部正常,而下部颈椎有改变,则显示其交界部有旋转,若颈椎的 1 个或 2 个正常,其余颈椎均出现双凸、双凹、双边现象,则正常的颈椎有旋转,若全部颈椎均出现双凸、双凹、双边现象,则为投照位置不当所致,无临床意义。关节突关节结构是否正常,有无增生。关节突关节增生,可从后方挤压椎间孔而形成神经根型颈椎病,临床上最为常见。棘突有否连接、融合,有否仰俯,棘突呈仰位,与上一棘突间隙变小而与下一棘突间隙变大,棘突呈俯位,与上一棘突间隙变大、与下一棘突间隙变小。

3. X 线斜位片　主要观察椎间孔形态是否正常,钩椎关节、椎间关节有无增生。正常椎间孔呈长卵圆形,纵径约 9.4mm、横径约 5.9mm,钩突朝后上方指向椎间孔,但不突入椎间孔内,钩椎关节增生时,可向孔内突出,致椎间孔狭窄或呈肾形,压迫神经根而产生神经根型颈椎病。斜位片也可观察椎弓根、椎板、上下关节突,上下关节突增生时,可自后方向前挤压椎间孔而压迫神经根。

4. X 线张口位　观察齿突是否居中,寰枕关节咬合、对位、边缘有否骨质增生,齿突有无变异、缺如。正常枢椎齿突位于寰椎两侧块中间,侧缘与侧块间隙对称,寰椎下关节面与枢椎上关节面构成左右对称的关节突关节,关节突稍向外下倾斜,间隙宽度左右相等。若齿突不居中央,或两侧关节突关节不对称,可为寰枢关节半脱位,齿突发育异常可影响寰枢关节的稳定性。

五、颈椎病的 CT 表现

1. 颈椎间盘突出　椎间盘突出可在椎间盘几个层面上看到突出的软组织团块,密度稍高于硬膜囊,从中央、旁中央、后侧突向椎管或椎间孔,增强扫描,硬膜可增强,能清楚地显示硬膜囊形态和受压变形,脊髓造影 CT 扫描显示硬膜囊、脊髓受压变形,明显的硬膜囊变形伴中等大小以上硬膜外软组织肿块,提示椎间盘突破后纵韧带,较大椎间盘突出,致脊髓受压变形或移位。

2. 椎体和小关节骨质增生　CT 扫描可显示骨质增生影响椎

管、椎间孔的程度,轻度骨质增生显示硬膜囊前方脂肪间隙变窄或消失,较重骨刺可突向椎管,造成椎管前后径狭窄、硬膜囊受压变形,椎体后外缘外侧骨刺可突向侧隐窝、椎间孔,致侧隐窝、椎间孔狭窄。上、下小关节间隙增大或变窄,关节面增生硬化,毛糙不整,关节面下小囊变等。

3. 后纵韧带和黄韧带肥厚钙化、骨化 后纵韧带骨化多位于椎体后缘中部,也可偏于一侧,骨化表现为横条形、结节形、三角形,不同层面上可有所不同,骨化与椎体后缘可见条形间隙。后纵韧带骨化后向后突入椎管,显示椎管矢状径狭窄,偏于一侧可致侧隐窝狭窄。黄韧带也可钙化,但多不明显,由于椎间隙变窄,黄韧带向椎管内挤压相对增厚,而压迫硬膜囊。

4. 颈椎脱位 能清楚地显示寰枢正中关节解剖结构、脱位情况。

六、颈椎病的磁共振成像(MRI)检查

MRI能从轴面、矢状面、冠状面上显示脊髓、蛛网膜下腔、硬膜外间隙与脊柱的关系。

MRI能从矢状面上显示颈椎、椎间盘、脊髓、前后纵韧带、黄韧带及椎间关节。从轴面上显示椎体和赘生物,前后纵韧带钙化、骨化,椎间盘变性、突出、脱出,静脉丛、椎动脉及横突孔狭窄程度,脊髓受压程度,晚期脊髓变性等。

颈椎退变期显示颈椎前后缘骨质增生、颈椎变直,矢状面显示变薄、梯形变、含水量减少等。

单纯椎间盘症显示颈椎变直、反张、梯形变、滑脱、骨质增生、椎间盘变薄、信号不均、裂隙点状变性、真空现象、椎间盘膨出、含水量减少等。

椎间盘突出症矢状面显示突出物压迫硬膜囊、脊髓、突出物与椎间盘相连,轴面分辨突出物压迫脊髓或神经根。

椎间盘脱出症除突出症外,可显示脊髓与神经根压迫较重,脱

出的髓核已与椎间盘分离,可上下移动 1cm。

　　骨源性期显示椎体前后缘、侧后缘骨刺、后纵韧带钙化、椎管、椎间孔狭窄、钩椎关节、小关节增生肥大、横突孔狭窄、椎动脉痉挛、狭窄。

　　脊髓变性期显示脊髓受压的原因,如椎间盘突出、脱出、骨刺,脊髓变性征象,如软化灶囊变与萎缩。

　　脊柱松弛与滑脱显示脊柱松弛与滑脱的部位与方向,与硬膜囊、脊髓的关系等。

第4章　颈椎病的分型与鉴别诊断

一、西 医 分 型

颈椎病的发病部位、临床表现各种各样。根据病变受压组织的不同及病变部位、病变范围、临床症状的不同,将颈椎病分为颈型、神经根型、椎动脉型、交感神经型、脊髓型颈椎病5种,其中以神经根型最为常见,约占颈椎病总数的60%。这是最常用、最传统的分类方法。

1. 颈型颈椎病

(1)症状:颈项痛、强直,肩背痛、僵硬,颈部屈伸、旋转等活动受限,颈部活动时,躯干多同时活动,头痛、头后部麻木、头晕,少数患者出现臂、手痛、麻木,但咳嗽、喷嚏不加重。

(2)体征:颈部强迫体位、活动受限,病变肌肉紧张、痉挛,局部压痛。

(3)X线检查:颈椎曲度变直,小关节移位、增生,椎间隙变窄。

2. 神经根型颈椎病

(1)症状:颈、肩、臂痛,程度可轻重不一,轻者仅酸痛,重者可剧痛难忍,彻夜难眠,疼痛呈阵发性加剧,多伴有麻木、无力,上肢麻木,疼痛呈颈神经支配区域分布,部位固定,界限清楚。咳嗽、深呼吸、喷嚏、颈部活动时,患肢症状可诱发或加重,日久上肢肌肉可有萎缩。

(2)体征:颈部活动受限,病变棘突旁压痛并向患肢放射,患肢也可反射性压痛。椎间孔挤压试验、臂丛神经牵拉试验阳性,受累神经支配区域皮肤感觉减退、肌肉可萎缩、肌力减弱。

(3)X 线检查:颈椎生理曲度变直或消失、棘突偏歪、钩椎增生、椎间孔变小、椎间隙变窄等,以上 X 线改变可部分出现。

3. **椎动脉型颈椎病**

(1)症状:眩晕呈旋转性、浮动性、一过性,有倾斜感、移动感,转动颈部诱发或加重,可伴有耳鸣、聋、视物模糊、记忆力减退等。猝倒前无预兆,多在行走、站立或颈部旋转屈伸时突然下肢无力而跌倒,瞬间即清醒,立即起身后可活动。头痛位于枕部、顶枕部,多为单侧,呈胀痛、跳痛,常因转头而诱发。极少部分可有恶心、呕吐、上腹部不适、心悸、胸闷、多汗或无汗、尿频、尿急、声音嘶哑、吞咽困难等。

(2)体征:椎动脉旋转扭曲试验阳性。

(3)X 线检查:可见钩椎增生、椎间孔狭小、椎体不稳等。

4. **交感神经型颈椎病**

(1)症状:颈枕痛或偏头痛、头晕、头沉,眼胀、视物模糊、流泪、眼睑无力、视力减退,咽部不适、有异物感,耳鸣、聋,舌尖麻木、牙痛,胸闷、心悸、心痛、失眠,腹泻、便秘、恶心、呕吐,哮喘,尿频、尿急、排尿困难,极少肢体麻木,遇冷加重,或呈间歇性皮肤发红、发热、肿胀,多汗或无汗等。

(2)体征:颈部可有压痛,可出现霍纳征,瞳孔缩小、眼睑下垂、眼球下陷等。

(3)X 线检查:寰枢椎半脱位、颈椎旋转移位、骨质增生。

5. **脊髓型颈椎病**

(1)症状:疼痛多不明显,下肢可见麻木无力、沉重、发紧、怕冷、酸胀、水肿、站立不稳、步态蹒跚、闭目行走摇摆、脚尖不能离地、颤抖,指鼻试验、跟膝胫试验阳性,可有尿急、排尿不尽、尿潴留、便秘或失调。

(2)体征:屈颈试验阳性,浅反射迟钝或消失,深反射六进。

（3）X线检查：颈椎生理曲度变直或向后成角，椎间隙变窄、椎体退变增生、后纵韧带钙化，先天性椎体融合等。

（4）CT检查：椎体后骨刺、椎间盘向后突出、脱出，后纵韧带钙化、黄韧带钙化等。

（5）磁共振成像检查：脊髓受压明显，多因骨刺、椎间盘、黄韧带肥厚引起。

临床上此5型可单独出现，但多数情况下是2种或2种以上的复合出现，多数症状较为典型，少数不典型，如交感神经型颈椎病可无颈部症状，只有内脏功能失调或五官症状，椎动脉型颈椎病只有头部症状，临床上应仔细检查、综合考虑。

二、中 医 分 型

颈椎病中医临床表现多种多样，有的以疼痛、麻木为主，有的以眩晕为主，有的以痿软无力为主，有的表现心痛，有的表现胃痛、恶心、呕吐，有的表现为气喘等，根据临床症状，将颈椎病加以分类，分为痹证类、眩晕类、痿证类等，对于内脏表现的交感神经型颈椎病，由于症状多、分属广，不再细列，每类再进行辨证施治，为内服中药的辨证施治方法。痹证类多为颈型、神经根型颈椎病；眩晕类多为椎动脉型颈椎病；痿证类多为脊髓型颈椎病。

1. 痹证类　以颈部、上背、肩、上肢痛、麻木为主要表现，临床最为常见，约占颈椎病总量的70%，也是传统概念的颈椎病，根据临床性质分为风寒湿型、气滞血瘀型、气血两虚型、肝肾亏虚型、痰湿型等。

（1）风寒湿型：起病突然，多因受凉而发，颈、肩、背、上肢疼痛酸楚，有拘急感，颈部强硬、活动不利，或不敢活动，颈部怕凉，得热痛减，遇寒加重，秋冬季多发，舌淡、苔薄白、脉浮或紧，多因受寒引起。

（2）气滞血瘀型：颈、肩、背痛，向上肢放射，疼痛呈胀痛、刺痛,疼痛较重,拒按,颈部因痛不敢活动,可影响睡眠,舌质紫黯或有瘀斑瘀点,脉弦或细涩,多因情志不遂、外伤、劳损等引起。

(3)气血两虚型:颈、肩、背、上肢痛,隐隐作痛,痛势不重,上肢麻木、活动无力,劳累后加重,休息减轻,多伴身倦乏力、头晕、健忘、心悸、面色无华,舌淡,苔薄白,脉细无力。

(4)肝肾亏虚型:颈、背酸痛、软弱无力,上肢隐痛、麻木无力,多伴腰膝酸软,耳鸣、聋,五心烦热或形寒肢冷,舌淡,苔薄白,脉沉细无力。多由于肝肾不足、精血亏虚,不能充养筋骨所致。

(5)痰湿型:颈、背、上肢痛,有沉重感,活动无力,病程较长,缠绵难愈,伴周身困重,胸脘满闷,舌淡,苔白腻,脉细濡。多由于久居湿地、湿邪外袭,聚湿为痰,痰浊上阻所致。

2. 眩晕　以眩晕、头痛为主要临床表现,临床上也较常见,多由于椎动脉在横突孔中上行过程中受到挤压,或寰枕关节病变压迫椎动脉所致,临床上可伴有痹证类疼痛、麻木症状,根据患者体质和病变性质分为肝肾不足、气血两虚、痰浊上蒙等型。

(1)肝肾不足型:头晕目眩,与头颈活动有关,头枕部可有疼痛、麻木,颈部痛,上肢可伴疼痛、麻木,多伴腰膝酸软,耳鸣、聋,四肢不温或五心烦热,舌淡或舌红,脉沉细或弦细。多由肝肾不足、精血不充,不能上充于脑、颈部筋骨所致。

(2)气血两虚型:头晕眼花,与体位有关,枕部痛或麻,颈部隐痛,上肢可见疼痛、麻木无力,以上诸症遇劳加重,休息减轻,伴气短懒言、倦怠纳减、心悸少眠,舌淡,脉细弱,多由于气血亏虚,不能上荣于脑所致。

(3)痰浊上蒙型:眩晕而头重如裹,颈部活动或旋转诱发或加重,颈部、头枕部酸痛沉重,病情缠绵难愈,多伴胸脘痞闷、恶心呕吐、少食多寐,苔白腻,脉濡滑。多由于痰浊上扰蒙蔽清阳、痹阻筋骨所致。

3. 痿证类　以四肢痿软麻木无力,甚至不能站立或活动为主要临床表现,为颈椎病之重证,多见于脊髓型颈椎病,少数见于神经根型颈椎病,根据症状性质分为肝肾亏损、湿热郁滞、气滞血瘀等型。

(1)肝肾亏损型:单侧或双侧下肢麻木无力、沉紧、走路不稳、行走困难,双足如踏棉花感,可向上发展,颈部强硬、活动不利,伴腰膝酸软、耳鸣、聋、头目眩晕、遗精阳痿、尿频、大便乏力等,舌红少苔或舌淡,脉细数或沉细无力。多由于肝肾亏损、精血不足、筋骨失养所致。

(2)湿热郁滞型:初起单足或双足痿软、微热而肿、麻木无力、步态不稳,喜冷恶热,逐渐向上发展,下肢、上肢亦出现痿软麻木无力,颈部可酸痛,胸脘满闷,小便赤涩不尽,大便溏泄不爽,苔黄腻,脉濡数。多由于湿热浸淫、气血阻滞所致。

(3)气滞血瘀型:一侧或两侧下肢痿软麻木无力,先从足开始,逐渐向上发展、走路困难,可出现上肢麻木无力,颈部可疼痛、拒按,痛处固定不移,皮肤枯燥、无光泽,甚至肌肤甲错,舌质紫黯,或有瘀斑、瘀点,脉弦细或细涩。多由外伤、劳损、情志不遂等导致气滞血瘀、瘀血内停、新血则不达,不能滋养所致。

三、中医辨证分经

颈部为头与躯干信息、功能传递的通道,中医学认为,这些功能由经络来完成,故经络与颈部关系密切,手三阳经循行于颈与上肢,足三阳经循行于颈、躯干、下肢,手三阴经循行于上肢,手少阴、手太阴分支至颈部,足三阴经循行于下肢,其支脉上行至颈,故与颈部有直接关系,督、任二脉分行颈部前、后正中线,而颈椎病主要以颈、上肢为主要临床表现。至于脊髓型颈椎病引起的下肢症状、交感神经型颈椎病引起的内脏功能失调症状发病率低、临证较少见,所以辨证分经主要分析手三阳经、手三阴经。此为针灸科、推拿科最常用的辨证分经方法,使治疗更具有针对性。

1.手阳明经病　颈外侧、肩、上肢前外侧疼痛、麻木,直至示指、颈侧屈不利、可向上肢放射,颈外侧压痛、上肢前外侧可有压痛,上肢活动无力。

2.手少阳经病　颈外侧疼痛、压痛,颈侧屈不利,枕部可疼痛沉重,向上放射,上肢外侧疼痛、麻木,可向中指、环指放射,上肢外侧中部可有压痛。

3.手太阳经病　颈后外侧疼痛、压痛,颈屈伸、侧屈不利,上背酸楚疼痛、压痛,上臂后侧、前臂尺侧痛,可连及小指,头过伸诸症加重,前臂尺侧、小指麻木、活动无力。

4.手太阴经病　肩前部内侧疼痛酸楚,上及缺盆,下向上肢内侧前缘放射,可至拇指,上臂内侧,前臂桡侧、拇指麻木无力,颈部可见疼痛,肩前部可有压痛。

5.手少阴经病　肩前内侧酸痛,向下放射至上臂内侧后缘,前臂内侧后缘、掌、小指酸痛无力。

6.足太阳经病　颈部酸痛僵硬、头枕部疼痛麻木、上背疼痛怕凉,头、颈、上背部可有压痛。

7.督脉病　头后部、颈后正中酸痛不适,可有僵硬感,头后、颈后正中压痛。

临证中可能一经有病,也可能一经为主,二经、多经同时发病,所以辨证分经时,应综合考虑。

对于脊髓型颈椎病,临床表现多为下肢痿软无力、麻木为主,为足三阴、三阳经病变,临证中病例较少,没有细分,治疗时可辨证分经进行治疗。

四、鉴 别 诊 断

1.肩周炎　颈椎病尤其是神经根型颈椎病与肩周炎皆为老年多发,两者都可有肩、臂疼痛,有时较为相似,故两者需进行鉴别,见表4-1。

表 4-1　颈椎病与肩周炎的鉴别

项目	颈椎病	肩周炎
病史	颈部外伤、劳损、受凉史	肩部外伤、劳损、受凉史
年龄	中老年多见，青少年亦有	中老年发病
疼痛部位	颈、上背部	肩部
放射痛	背、肩、上臂、前臂、手	上臂、较少至前臂
压痛	颈肩、上背	肩周，尤其肩前
麻木	可有	无
肌肉萎缩	可有	无
活动	颈屈伸等活动不利	肩活动受限，以外展后伸为主
臂丛神经牵拉试验	（＋）	（－）
椎间孔挤压试验	（＋）	（－）
X 线检查	颈椎骨质增生、椎间隙变窄等颈椎结构改变	可有颈椎改变，但与临床表现不一致，颈肩骨质多无改变

2. 颈椎结核　颈椎病与颈椎结核的鉴别见表 4-2。

表 4-2　颈椎病与颈椎结核的鉴别

项目	颈椎病	颈椎结核
病史	外伤、受凉、劳损史	结核接触史
症状	颈痛、活动加重	颈痛、颈僵直发硬
体征	颈部压痛	压痛
肌痉挛	颈部可有	痉挛较重
伴有症状	无	低热、盗汗
X 线检查	颈椎结构改变、骨质增生	颈椎骨质破坏
结核菌培养	（－）	（＋）

3. 颈部风湿病　颈椎病，尤其是颈型、神经根型颈椎病与颈部风湿病都有颈部疼痛、活动不利、颈部压痛等，临床上应注意鉴别（表 4-3）。

表 4-3　颈椎病与颈部风湿病的鉴别

项目	颈椎病	颈部风湿病
病史	颈外伤、劳损、受凉史	全身风湿病史
放射痛	有	无
上肢关节痛	无	可有
肌肉萎缩	有	无
上肢麻木	可有	无
腱反射	可减退	无
神经节段	一致	不一致
化验	红细胞沉降率、抗"O"均正常	红细胞沉降率增快、抗"O"可增高
椎间孔挤压试验	（＋）	（－）
抗风湿药	可减轻	明显缓解

4. 梅尼埃病　椎动脉型颈椎病与梅尼埃病都是以眩晕为主的病证，两者应注意鉴别（表 4-4）。

表 4-4　椎动脉型颈椎病与梅尼埃病的鉴别

项目	椎动脉型颈椎病	梅尼埃病
年龄	中老年多见	中年妇女多见
原因	颈部劳损史、颈旋转诱发	疲劳、精神刺激发病
眩晕程度	较轻，呈阵发性	较重，呈持续性
耳鸣、耳聋	可有、多双侧	有、多单侧
恶心、呕吐	可有、但较轻	有、较重
颈动脉旋转扭曲试验	（＋）	（－）
压痛	可有	无
X 线检查	颈椎变直、骨质增生等结构改变	无

5. 冠心病　交感神经型颈椎病可出现心前区疼痛、胸闷不适的症状，神经根型颈椎病多有上肢痛，冠心病除有心前区疼痛、胸闷不适外，也可出现左上肢的放射痛，有时两者较为相似，应予鉴

别(表 4-5)。

表 4-5　颈椎病与冠心病的鉴别

项目	颈椎病	冠心病
年龄	中、老年	中、老年
疼痛	心前区疼痛、胸闷气短较轻	心前区疼痛、胸闷气短较重
放射痛	双臂任何位置皆可	左上臂尺侧
颈痛	有	无
上肢麻木	有	无
压痛	颈部、上肢压痛	左上肢压痛偶见、较轻
心电图	多正常	异常
平板运动试验	（－）	（＋）
服硝酸甘油	不缓解	缓解
神经阻滞	缓解	不缓解
X 线检查	颈椎结构改变	无或有但不一致

　　6. 脑动脉硬化　椎动脉型颈椎病出现眩晕,颈型颈椎病出现眩晕、头痛等。脑动脉硬化也出现头晕、头痛等,两者较为相似,应予鉴别(表 4-6)。

表 4-6　颈椎病与脑动脉硬化的鉴别

项目	颈椎病	脑动脉硬化
年龄	中、老年多见	中、老年发病
眩晕	呈一过性	持续性
上肢麻木	可有,按神经分布区域,定位较清	可有、与神经分布无关
颈痛	多有	无
全身动脉硬化	无	有
颈动脉旋转扭曲试验	（＋）	（－）
生化检查异常	无	有
X 线检查	颈椎结构改变	可有可无

7. 偏头痛　颈型颈椎病压迫神经出现头痛,偏头痛也是头痛为主的疾病,有时两者头痛部位相似,注意鉴别(表 4-7)。

表 4-7　颈椎病与偏头痛的鉴别

项目	颈椎病	偏头痛
性别	男女均可	女性多发
年龄	中、老年	青年
诱因	颈部旋转、屈伸等活动	疲劳、情志刺激
先兆	无	可有眼前闪光等先兆
头痛	沉紧疼痛、呈持续性	跳痛、胀痛、较剧烈,呈间断性
部位	头后部,可放射至头前部	头侧
颈痛	有	无
压痛	上颈部、颈枕交界处压痛	耳上部较轻
恶心、呕吐	可有、较轻	较重
牵引颈部	减轻	无改变
X线检查	颈椎结构改变、骨质增生	无

8. 肿瘤　颈部肿瘤(多为继发性,尤其是肺部肿瘤)与颈椎病都是中、老年多发,都可出现颈、上背、肩臂痛,临床易被误诊,注意鉴别(表 4-8)。

表 4-8　颈椎病与颈部肿瘤的鉴别

项目	颈椎病	颈部肿瘤
年龄	中、老年多见	中、老年发病
病史	起病急、病程短	起病慢、呈进行性加重
疼痛	颈、背、肩、臂痛、易缓解	颈、背、肩、臂痛、不易缓解
压痛	颈部、上背部	颈部、上背部
颈腋淋巴结	无改变	肿大
全身症状	无	消瘦、乏力等
X线检查	颈椎结构改变、骨质增生	颈椎骨质破坏

9. 颈肋、前斜角肌综合征　见表4-9。

表4-9　颈椎病与颈肋和前斜角肌综合征的鉴别

项目	颈椎病	颈肋	前斜角肌综合征
年龄	中、老年多发	中年女性多发	中年女性多发
左右	左右均可	双侧或右侧	右侧多
颈痛	全颈均可	双侧下部	双侧下部
上肢麻木	可有	有	有
压痛	全颈均可	颈基底部	锁骨上窝
试验	颈间孔挤压试验（＋）	深呼吸试验（＋）	深呼吸试验（＋）
X线检查	颈椎结构改变	存在颈肋	多正常

10. 脊髓空洞症　见表4-10。

表4-10　颈椎病(脊髓型)与脊髓空洞症的鉴别

项目	颈椎病(脊髓型)	脊髓空洞症
年龄	中老年多见	30—40 岁多见
感觉分离	少见	多见
肌萎缩	较轻	手部
下肢锥体束征	多明显	多无
X线检查	骨刺形成	无
CT 检查	脊髓受压	中央管扩大

第 5 章　药物治疗颈椎病

一、中　　药

内服中药治疗颈椎病,是传统的主要治法,颈椎病虽与外伤、劳损有关,但脏腑失调、经气郁滞、气血瘀滞为其病理变化。调整脏腑的功能、疏导经气、疏通气血为其治疗的目的。内服中药对于脏腑功能的调理、强健筋骨、补益气血、活血化瘀、祛风除湿、舒筋活络、散寒止痛等较有优势,多可获得较好的疗效,由于病理变化的减轻或消除,在颈椎病临床治愈的同时,其他全身伴随症状多随之消失。在内服中药的过程中,还应调整患者工作、生活中的不良习惯,避免再次劳损而加重或诱发,还可配合其他疗法,如针灸、推拿、理疗等综合治疗,以增强疗效,加速康复。

(一)辨证治疗

1. 痹证类

(1)风寒湿型

①症状:颈、背、肩痛,起病突然,可向患侧上肢放射,疼痛呈冷痛、酸痛,得热痛减,遇寒加重,颈部强硬,活动不利,甚至活动幅度减小,可伴有患肢麻木无力。风气盛者,疼痛部位可上、下游走、部位变动,寒气盛者,疼痛较重,甚至白天不能工作、晚上不能睡眠,位置较为固定,湿气盛者,疼痛困重,缠绵难愈。舌淡、苔薄白、脉浮或紧。

②病机:气候骤变,或夜卧少被,或汗出当风等风寒湿之邪侵

袭,伤于风者,上先受之,首先侵犯颈背部,痹阻颈部经脉,致气血运行不通而为疼痛,寒邪为病,故呈冷痛,且得热痛减,遇寒加重,血脉痹阻,新血则不达,失于濡养则麻木无力。

③治则:祛风除湿、散寒止痛。

④方药:蠲痹汤加减,羌活、防风、当归、赤芍、黄芪、姜黄、葛根、桂枝、甘草。偏于风者可用防风汤加减,偏于寒者可用乌头汤加减,偏于湿者可用薏苡仁汤加减。

(2)气滞血瘀型

①症状:颈部痛较重,呈胀痛或刺痛,疼痛拒按,颈部因痛不敢活动,屈伸不利,疼痛向上肢放射,可伴有麻木无力,疼痛多因精神刺激诱发或加重,晚上因疼痛影响睡眠,肌肉可有萎缩,皮肤枯燥无华,舌质紫黯或有瘀斑、瘀点,脉细涩或弦。

②病机:多因情志刺激或外伤、劳损致颈部气滞血瘀而发病,偏于气滞者呈胀痛,遇情志刺激而诱发或加重,偏于血瘀者刺痛,疼痛较重,拒按,不敢活动,夜卧难眠,瘀血内阻,新血则不达,患肢失于气血的营养故见肌肉萎缩、麻木无力、皮肤枯燥无华,舌质紫黯或有瘀点、瘀斑、脉细涩或弦均为气滞血瘀之象。

③治则:理气活血、祛瘀止痛。

④方药:身痛逐瘀汤加减,川芎、红花、桃仁、赤芍、当归、羌活、葛根、秦艽、桑枝、延胡索、柴胡、地龙、甘草。

(3)气血虚弱型

①症状:颈部痛,痛势不剧,呈酸痛、隐痛,向患肢放射,上肢隐痛、肌肉萎缩、麻木无力、活动不利,疼痛劳累后加重,休息后减轻,多伴有身倦乏力、头晕、健忘、心悸,面色无华,舌淡、苔薄白、脉细无力。

②病机:气血虚弱,不能充养颈、臂筋骨,不荣则痛,故颈、臂隐痛;不能充养肌肉经脉,则见肌肉萎缩、麻木无力;不能营养脑、心、面,则见头晕、健忘、心悸、面色无华,劳则气耗,气血更虚,故劳累加重,休息减轻,身倦乏力、脉细无力均为气血虚弱之象。

③治则：补气养血、荣筋止痛。

④方药：八珍汤加减，党参、白术、云苓、当归、白芍、熟地黄、黄芪、甘草、川芎、桑枝、葛根。

（4）肝肾亏虚型

①症状：颈部痛、萎缩无力，呈隐痛，上肢隐痛、麻木无力，可有肌肉萎缩，腰膝酸软、耳鸣、耳聋。偏有阴虚者，多有五心烦热、盗汗、舌质红、脉细数，偏于阳虚者，可有形寒肢冷，舌淡，脉沉细。

②病机：肝肾亏虚，精血不足，肝虚不能养筋、肾亏不能养骨，筋骨失养，不荣则痛，故颈部隐痛、萎缩无力；不能充养患肢，故麻木无力；腰为肾之府，膝为筋之会，肝肾不能充养腰膝故腰膝酸软；肾开窍于耳，肾虚不能上充于耳则耳鸣、聋；肾阴不足，不能制阳则见五心烦热、盗汗、舌红、脉细数；肾阳虚不能温煦则见形寒肢冷。

③治则：滋补肝肾、舒经活络。

④方药：a.偏阴虚者六味地黄丸加味，熟地黄、山茱萸、山药、白芍、云苓、牡丹皮、泽泻、当归、羌活、桑枝、甘草。b.偏阳虚者金匮肾气丸加味，附子、肉桂、熟地黄、山茱萸、白芍、山药、当归、云苓、羌活、甘草、桑枝。

（5）痰湿型

①症状：颈部痛、沉着困重，活动无力，患肢痛，麻木无力，病程较长，缠绵难愈，胸脘满闷、苔白腻、脉弦滑。

②病机：痰湿上流于颈部，痹阻经脉，气血运行不通，故颈、上肢痛；痰湿性黏滞重着，故颈、臂沉重困乏、缠绵难愈；经络被阻，气血不荣则见麻木无力；痰浊流于胸脘、阻遏气机，故胸脘满闷，苔腻、脉弦滑均为痰浊之象。

③治则：健脾化痰、舒筋通络。

④方药：导痰汤加味，半夏、天南星、枳实、茯苓、陈皮、白术、桑枝、威灵仙、葛根、生姜、甘草。

2. 眩晕类

（1）肝肾不足型

①症状:头晕目眩,头、颈活动诱发或加重,头、颈隐隐作痛、颈痿软无力,患肢可疼痛、麻木无力,腰膝酸软、神疲健忘、耳鸣、聋、四肢不温,或五心烦热,舌淡或红、脉沉细或弦细。

②病机:肝肾不足、精血亏虚,不能上荣于头故头晕目眩,头颈旋转活动,经络可被堵,精血更难上荣故活动后诱发或加重;精血不足、筋骨失养,故头、颈隐痛、痿软无力、上肢麻木无力;不能充养腰膝则见腰膝酸软,不能上充于脑、耳,则见神疲健忘、耳鸣、聋;阴虚不能制阳,可见五心烦热、舌红、脉细;阳虚不能温运,可见四肢不温、舌淡、脉沉。

③治则:补肝肾、益精血。

④方药:a.偏阴虚者左归丸加味,熟地黄、山药、枸杞子、山茱萸、菟丝子、川牛膝、鹿角胶、龟甲胶、葛根。b.偏于阳虚者右归丸加味,制附子、肉桂、熟地黄、山药、山茱萸、枸杞子、鹿角胶、菟丝子、杜仲、当归、威灵仙。

(2)气血亏虚型

①症状:头晕眼花,头、颈活动诱发或加重,头后、颈部隐痛,患肢痛、麻木无力,甚至肌肉萎缩、过劳加重,多伴气短懒言、倦怠乏力、心悸、少眠,面色㿠白、唇甲不华,舌淡、脉细弱。

②病机:气血不足、脑失濡养故头晕眼花,头、颈活动可挤压经脉,气血被阻,故诱发或加重;气血不能上荣头颈、臂,故头颈隐痛、患者麻木无力,甚至肌肉萎缩;劳则气耗,故过劳加重;气血不能上荣于心、脑,故见心悸、少眠、面色㿠白;气虚则气短懒言、倦怠乏力,脉细弱为气血不足之象。

③治则:补气养血、健运脾胃。

④方药:归脾汤加味,黄芪、白术、茯苓、党参、龙眼肉、白芍、当归、酸枣仁、远志、木香、葛根、甘草。

(3)痰浊上蒙型

①症状:眩晕、头重如裹,颈旋转等活动加重,颈部沉重疼痛,可有上肢酸沉痛麻无力,病程较长、缠绵难愈,胸脘痞闷、恶心、呕

吐、少食,苔白腻,脉濡滑。

②病机:痰浊上蒙清阳,则眩晕头重如裹,颈部旋转等活动;清道被阻,则眩晕加重;痰浊阻遏气血不能上荣于颈、上肢,则见颈、臂隐痛、麻木无力;痰浊黏滞,故缠绵难愈;痰浊阻遏胸脘、气机不畅、中阳被困,故胸脘满闷、恶心、呕吐、少食,苔白腻、脉濡滑为痰浊之象。

③治则:化痰燥湿、健脾和胃。

④方药:半夏白术天麻汤,半夏、白术、天麻、陈皮、远志、茯苓、枳实、生姜、菊花、石菖蒲、葛根。

3. 痿证类

(1)肝肾亏损型

①症状:单侧或双侧下肢麻木、发沉、步态不稳、行走困难、双足有踩棉花感,可向上发展而出现单侧或双侧上肢麻木、无力,四肢可痿软瘦削,颈部强硬、活动不利、痿软无力,可伴腰膝酸软、耳鸣、聋、头目眩晕、遗精早泄、尿频、大便乏力,舌红少苔或舌淡,脉细数或沉细无力。

②病机:肝肾亏损、精血不足,筋骨无以充养则肢体痿软无力、麻木、瘦削、活动困难,不能充养腰膝则腰膝酸软;不能上充于耳则耳鸣、聋;不能上荣于脑,则头晕目眩;肾虚不能控制精关,则遗精早泄;不能控制二便,则见尿频、大便乏力,舌红少苔,脉细数为肝肾阴虚之象,舌淡,脉沉细无力为肾阳虚之象。

③治则:滋补肝肾、强筋壮骨。

④方药:虎潜丸加味,黄柏、龟甲、知母、熟地黄、白芍、锁阳、干姜、当归、牛膝、鹿角胶、陈皮。

(2)湿热郁滞型

①症状:单足或双足痿软,或微肿而热,恶热喜凉,麻木无力、行走困难,步态不稳,可向上发展,小腿,甚至上肢也可出现痿软麻木无力,颈部酸痛,胸脘痞闷,小便短赤、大便溏泄,苔黄腻,脉濡数。

②病机:湿热下注、浸淫筋脉、阻遏气血,则两足痿软,微肿而热,恶热喜凉;湿热较重,可向上浸淫,则可见四肢麻木无力,下肢行走困难、步态不稳;湿热上注于颈,则颈部酸痛;湿热阻于胸脘,则见胸脘满闷;湿热流注膀胱,则见小便短赤不尽,甚至排尿困难;湿热下注大肠则大便溏泄不爽,苔黄腻,脉濡数均为湿热之象。

③治则:清热、利湿、坚阴。

④方药:二妙散加味,黄柏、苍术、防己、粉草薢、龟甲、当归、车前子、薏苡仁、红花。

(3)气滞血瘀型

①症状:一侧或两侧下肢痿软无力,先从足开始,逐渐向上发展,走路困难、步态不稳,甚至上肢也出现痿软麻木无力,颈部痛、痛处固定不移、拒按,皮肤枯燥无泽,甚至肌肤甲错,舌质紫黯,或有瘀斑、瘀点,脉弦细或细涩。

②病机:气滞血瘀、瘀血内阻、新血则不达,筋脉肌肉失养,则痿软无力;足为体末,故先从足开始、步态不稳、行走困难;瘀血内阻于颈,则见颈部痛、拒按;瘀血内停,肌肤失养则见皮肤枯燥无华、肌肤甲错,舌质紫黯,有瘀斑、瘀点,均为内有瘀血之象,偏于血瘀者脉细涩,偏于气滞者脉弦细。

③治则:活血化瘀、舒筋活络。

④方药:身痛逐瘀汤加减,川芎、桃仁、红花、羌活、没药、当归、五灵脂、香附、牛膝、地龙、秦艽、葛根、甘草。

痿证类症状可单独出现,也可夹杂出现,治疗时,可综合考虑,适当兼顾。痿证类一般病情较重,有的可致瘫痪,甚则影响生命。对于较重者,可首选手术治疗,中药可作为辅助疗法,或手术后遗症的治疗。痿证类临床上多与痹证类、眩晕类合并出现,亦须综合治疗,选方用药。

少数颈椎病患者,以影响交感神经为主,临床表现多样,甚至没有颈部症状,有的以头痛为主,有的以耳鸣、聋为主,有的以视物昏花为主,有的以咽部异物感为主,有的以心悸、心痛为主,有的以胃痛为主,有的以哮喘为主,有的以高血压为主,由于病例较少,临证中,可参考有关病证辨证治疗,在此不再详述。

(二)中成药

1. 骨质增生丸

(1)药物组成:熟地黄、肉苁蓉、骨碎补、鹿衔草、鸡血藤、莱菔子等。

(2)方义分析:肾主骨,骨质增生为肾虚的病变,熟地黄滋补肾精为君药;肉苁蓉、骨碎补、鹿衔草补肾活血祛风,共为臣药;鸡血藤通经活络为佐;莱菔子消食理气为使;共奏补肾活瘀之功。

(3)临床应用:颈椎病、腰椎骨质增生、跟骨刺等。

(4)用法用量:每次 1～2 丸(3.5～7g),每日 2 次,温开水送服。

2. 骨仙片

(1)药物组成:骨碎补、仙茅、熟地黄、黑豆、女贞子、枸杞子、牛膝、金樱子、防己。

(2)方义分析:阴阳不足、肝肾亏损,以骨碎补、仙茅温阳为君;熟地黄、黑豆、女贞子滋阴为臣;牛膝、枸杞子养阴补血、滋益肝肾为佐;防己利水除湿,金樱子收敛固涩为使。全方阴阳俱补,有助阳滋阴、强化筋骨之功。

(3)临床运用:颈椎病、腰椎骨质增生、肾虚腰痛、跟骨刺等。

(4)用法用量:每次 4～6 片(2～3g),每日 2～3 次,温开水送服。

3. 伸筋丹胶囊

(1)药物组成:乳香、没药、马钱子、红花、地龙、骨碎补、防己、五加皮。

(2)方义分析:本方为活血化瘀、舒筋活络之剂。乳香、没药活血行瘀、通痹止痛为君;马钱子、红花、地龙通络止痛、化瘀散滞为臣;骨碎补、防己、五加皮祛风除湿、强化筋骨、通行经络为佐使;共奏活血化瘀、通行经络之功。

(3)临床运用:血瘀型颈椎病、肩周炎、跌打损伤、筋骨折伤。

(4)用法用量:每次 5 粒(0.75g),每日 2 次,饭后服用。

4．天麻头痛片

(1)药物组成:天麻、白芷、川芎、荆芥、当归、乳香。

(2)方义分析:本方为养血祛风、散寒止痛之剂,天麻息风止痛、平肝潜阳为君;白芷、川芎、荆芥祛风活血、通络止痛为臣;当归养血活血为佐;乳香活血止痛为使。

(3)临床运用:颈椎病、头痛、肩周炎等。

(4)用法用量:每次 3～5 片(3～5g),每日 3 次,温开水送服。

5．风湿镇痛片

(1)药物组成:丁公藤、黑老虎、桑寄生。

(2)方义分析:丁公藤辛温祛风胜湿、舒筋活络、消肿止痛为君;黑老虎活血化瘀、行气止痛为臣;桑寄生补肝肾、强筋骨为佐使。

(3)临床运用:各种痹证、颈椎病、肩周炎等。

(4)用法用量:每次 4～5 片,每日 3 次,温开水送服。

6．六味地黄丸

(1)药物组成:熟地黄、山茱萸、山药、茯苓、牡丹皮、泽泻。

(2)方义分析:本方为滋阴代表方,重用熟地黄滋补肾阴、填精益髓而生血为君;山茱萸补益肝肾、涩精、敛汗,山药补脾阴而固精为臣;牡丹皮清泄肝火为佐;茯苓、泽泻清热利尿、泻火利湿为使。对肝肾阴虚证,最为合适。

(3)临床运用:颈椎病、肩周炎、腰椎增生、小儿发育不良、糖尿病等。

(4)用法用量:每次 6～9g,每日 2 次,温开水送服。

7．金匮肾气丸

(1)药物组成:肉桂、附子、熟地黄、山药、山茱萸、牡丹皮、茯苓、泽泻。

(2)方义分析:本方为治肾阳虚衰、命门火不足的代表方,将肉桂、附子加入六味地黄丸方中,以温阴中之阳,即所谓"益火之源,以消荫翳"也。

(3)临床运用:颈椎病、肩周炎、肾阳虚腰痛、跟骨刺等。

(4)用法用量:每次 1 丸(6～9g),每日 2 次,温开水送服。

8．小活络丹

(1)药物组成:胆南星、川乌、草乌、地龙、乳香、没药。

(2)方义分析:本方以川乌、草乌温经活络、祛风散寒为主药;制胆南星燥湿化痰、祛风通络为臣;乳香、没药行气活血、化瘀止痛为佐;地龙通经活络为使;共奏温经活络、祛风除湿,祛瘀止痛之功,使风寒、痰湿、瘀血得以祛除,经络得通。

(3)临床运用:风寒型、痰湿型、血瘀型颈椎病,肩周炎、腰腿痛、中风、风湿痹痛。

(4)用法用量:每次 1 丸(6～9g),每日 2 次,温开水送服。

9．寒湿痹冲剂

(1)药物组成:附子、制川乌、生黄芪、桂枝、麻黄、白术、当归、白芍、威灵仙、木瓜、细辛、蜈蚣、炙甘草。

(2)方义分析:本方专为寒湿阻络的病证而设。以川乌、附子大辛大热、温阳散寒为君;麻黄、桂枝、白术散风通阳、蠲痹除湿,威灵仙散风胜湿为臣;细辛、蜈蚣通络止痛,当归、白芍、黄芪益气养血活血为佐;同时可防辛热之川乌、附子,走窜之威灵仙、蜈蚣伤及气血,甘草调和诸药。诸药合用,辛润并施,通达内外,共奏温阳祛寒逐湿之功。

(3)临床运用:寒湿型颈椎病、肩周炎、风湿性关节炎、类风湿关节炎。

(4)用法用量:每次 10～20g,每日 2～3 次,温开水送服。

10．金乌骨通胶囊

(1)药物组成:金毛狗脊、淫羊藿、威灵仙、乌梢蛇、土牛膝、木瓜、葛根、姜黄、补骨脂、土党参。

(2)功效:滋补肝肾,祛风除湿,活血通络。

（3）临床运用：用于肝肾不足、风寒湿痹、骨质疏松、骨质增生引起的颈肩腰腿酸痛、肢体麻木等。

（4）用法用量：口服，每次3粒，每日3次，或遵医嘱。

（5）注意事项：孕妇禁用。不宜在服药期间同时服用其他泻火及滋补性中药。热痹者不适用，主要表现为关节肿痛如灼、痛处发热，疼痛为窜痛无定处，口干唇燥。高血压、心脏病、肝病、糖尿病、肾病等慢性病严重者应在医师指导下服用。

11. 豨莶风湿丸

（1）药物组成：豨莶草、威灵仙、防己、桑寄生、桑枝、槐枝。

（2）方义分析：本方专用风湿痹痛，以豨莶草祛风除湿、舒筋活络为君；威灵仙、防己祛风除湿、通络止痛为臣；桑寄生、桑枝补肝肾、强筋骨、养血通络为佐；槐枝通经行络为使。

（3）临床运用：风湿型颈椎病、肩周炎、风湿痹痛、腰痛等。

（4）用法用量：每次1丸（9g），每日3次，温开水送服。

12. 舒筋活络丸

（1）药物组成：五加皮、胆南星、川芎、豨莶草、桂枝、地枫皮、独活、牛膝、当归、木瓜、威灵仙、羌活。

（2）方义分析：风湿侵袭，经络闭阻而为痹痛，重用五加皮祛风除湿、强健筋骨，桂枝温通经脉、散寒止痛为君；当归、川芎养血活血、祛风通络，羌活、独活祛风除湿、散寒止痛为臣；胆南星燥湿豁痰、散风破结；豨莶草、地枫皮、威灵仙祛风湿、通经络；牛膝、木瓜强健筋骨、祛风除湿、散寒止痛为佐使。共奏祛风除湿、舒筋活络之功。

（3）临床运用：风寒湿型颈椎病、痰湿型颈椎病、肩周炎、风湿痹痛、腰痛。

（4）用法用量：每次1丸，每日2次，温开水送服。

13. 壮骨伸筋胶囊

（1）药物组成：淫羊藿、熟地黄、鹿衔草、骨碎补、肉苁蓉、鸡血藤、红参、枸骨叶、茯苓、威灵仙、豨莶草、葛根、延胡索、山楂、洋金花。

（2）功效：补益肝肾、强筋健骨、活络止痛。

（3）临床运用：肾虚型颈椎病、肩周炎、肾虚腰痛、痹证。

（4）用法用量：每次 1.8g，每日 3 次，温开水送服。

14. 壮骨关节丸

（1）药物组成：狗脊、淫羊藿、独活、骨碎补、木香、鸡血藤、续断、熟地黄。

（2）功效：补益肝肾、养血活血、强健筋骨、理气止痛。

（3）临床运用：肾虚型颈椎病、肩周炎、肾虚腰痛、痹证、跟骨刺等。

（4）用法用量：每次 6g，每日 2 次，温开水送服。

15. 骨刺消痛液

（1）药物组成：川乌、威灵仙、牛膝、桂枝、木瓜等。

（2）方义分析：本方为祛风散寒，通络止痛之剂，以川乌辛热祛风除湿、散寒止痛为君；以威灵仙、牛膝、桂枝祛风通络、散寒止痛为臣；木瓜酸温为佐使，温热并用，酸甘俱施。

（3）临床运用：风寒湿型颈椎病、肩周炎、风寒湿型腰腿痛、跟骨刺、风寒湿痹等。

（4）用法用量：每次 10～15ml，每日 2 次。

（5）注意事项：乙醇过敏者忌用，孕妇忌用。

16. 舒筋活络酒

（1）药物组成：羌活、独活、木瓜、防风、蚕沙、桑寄生、续断、当归、川芎、红花、川牛膝、玉竹、白术、红曲、甘草。

（2）方义分析：本方为风寒湿痹药酒。以羌活、独活祛风胜湿为君；以木瓜酸温舒筋活络，防风祛风除湿，蚕沙除湿祛风为臣；桑寄生、续断补肝肾、强筋骨，当归、川芎、红花、川牛膝养血活血为佐；玉竹、红曲、白术健脾胃为使。全方配合，有补先天、实后天、通经络、畅气血、使风寒湿邪尽去的功效。

（3）临床运用：风寒湿型颈椎病、肩周炎、风寒湿痹、腰腿痛、跌打损伤。

（4）用法用量：每次 20～30ml，每日 2 次，口服。

（5）注意事项：孕妇慎用。

17. 祛风活血酒

（1）药物组成：红花、鸡血藤、当归、乳香、没药、玉竹、独活、桑枝、川芎、枸杞子、红曲、肉桂、桑寄生、续断、牛膝、松节、木瓜。

（2）方义分析：本方为祛风活血之剂，以红花、鸡血藤、当归、川芎、乳香、没药、松节活血养血、行气止痛为君；以独活、桑枝、木瓜祛风胜湿、温通经络，桑寄生、牛膝、肉桂、枸杞子、续断补益肝肾、强化筋骨为臣；以玉竹滋养胃阴为佐使。共奏祛风活血、强筋壮骨、通络止痛之功。

（3）临床运用：风寒湿型、血瘀型颈椎病，肩周炎、风寒湿痹、跌打损伤。

（4）用法用量：每次 20ml，每日 3 次。

18. 追风强肾酒

（1）药物组成：五加皮、女贞子、白酒。

（2）方义分析：本方为肝肾不足、风寒湿侵袭之痹药，以五加皮味辛苦性温、祛风寒湿邪、补肝肾、强筋骨为君药；女贞子滋补肝肾为臣；白酒为使，行气血通经络。

（3）临床运用：肝肾不足型颈椎病、肩周炎、肝肾不足之风寒湿痹、腰痛。

（4）用法用量：每次 15～20ml，每日 2～3 次。

19. 独一味软胶囊

（1）药物组成：独一味。

（2）功效：活血止痛、化瘀止血。

（3）临床运用：用于多种外科手术后的刀口痛、出血，外伤骨折，筋骨扭伤，风湿痹痛及崩漏、痛经、牙龈肿痛、出血、颈椎病、膝关节骨性关节炎、肩周炎等。

（4）用法用量：口服，每次 3 粒(1.5g)，每日 3 次。7d 为 1 个疗程;或必要时服。

(5)不良反应:偶见胃脘不适、隐痛。

(6)注意事项:孕妇慎用。

20．藤黄健骨丸

(1)药物组成:熟地黄 1500g,鹿衔草 1500g,骨碎补(烫) 1500g,肉苁蓉 1500g,淫羊藿 1000g,鸡血藤 1000g,莱菔子(炒) 500g,蜂蜜 250g。

(2)方义分析:重用熟地黄,其味甘,性微温,归肝、肾经,滋阴补血,益精填髓,大补肝肾之真阴,为君药。淫羊藿其味辛甘,性温,入肝、肾经,补肾壮阳、祛风除湿;肉苁蓉味甘、咸,性温,归肾、大肠经,补肾阳、益精血、益肾生髓。两药共用补肾之元阳,辅助补阴之君药,共取阴中求阳,少火生气之功,阴阳并补。骨碎补其味苦,性温,归肾、肝经,补肾强骨、续伤止痛;鹿衔草味甘、苦而性温,归肝、肾经,祛风湿、强筋骨、止血、补骨镇痛。以上四味,辅助君药补益肝肾、强筋健骨,共为臣药。鸡血藤其性温,味苦、甘,既能补肾益精添髓,又通畅经络、行气活血,通则不痛,活血通络,补骨止痛为佐药。莱菔子健骨、消食、理气,其性平,味辛、甘,以防补而滋腻之弊,为使药。本方组方严谨,理法分明,以补肾为本,治骨为标,标本兼治。

(3)功效:补肾、活血、止痛。

(4)临床运用:用于颈椎病、跟骨刺、膝关节骨性关节炎、腰痛等。

(5)用法用量:每丸重 3.5g。口服,蜜丸每次 1～2 丸,每日 2 次。水丸每次 2～4g,每日 2 次。

21．仙灵骨葆胶囊

(1)药物组成:淫羊藿、续断、补骨脂、地黄、丹参、知母。

(2)功效:滋补肝肾、活血通络、强筋壮骨。

(3)临床运用:用于肝肾不足、瘀血阻络所致骨质疏松症,症见颈肩酸痛、腰脊痛、足膝酸软、乏力等。

（4）用法用量：每粒 0.5g。口服，每次 3 粒，每日 2 次；4～6 周为 1 个疗程。

（5）注意事项：①忌食生冷、油腻食物。②感冒时不宜服用。③高血压、心脏病、糖尿病、肝病、肾病等慢性病严重者应在医师指导下服用。④对本品过敏者禁用，过敏体质者慎用。

22. 伤痛宁胶囊

（1）药物组成：以川乌、草乌、田七、藏红花、当归、伸筋藤、海风藤、枫荷梨、醋酸氯己定为主要原料，配合无毒橡胶制成。

（2）功效：祛风活血、消肿止痛。

（3）临床运用：适用于风湿性关节炎、颈椎病、肩周炎、腰肌劳损、膝关节骨性关节炎、筋骨痛及缓解运动引起的肌肉疲劳、酸痛等。

（4）用法用量：每粒 0.3g。口服，每次 4 粒，每日 2 次。

23. 珍牡肾骨胶囊

（1）药物组成：珍珠母、牡蛎、羧甲基纤维素钠、微晶纤维素。

（2）功效：强化筋骨。

（3）主治：腰背痛、颈椎病、膝关节骨性关节炎、肢体关节痛。

（4）用法用量：每粒 0.63g。每次 1 粒，每日 3 次。

（5）注意事项：忌生冷、油腻，孕妇慎用。

24. 痛血康胶囊

（1）药物组成：重楼、草乌、金铁锁、化血丹等。

（2）功效：活血化瘀、止血、止痛。

（3）主治：跌打损伤、外伤出血，胃及十二指肠治疗引起出血、血瘀型颈椎病、肩周炎、膝关节骨性关节炎。

（4）用法用量：每次 0.2g，每日 3 次，也可外敷患处。

（5）注意事项：心、肝、肾功能损伤者不可用，服药期间忌食蚕豆、鱼类、酸冷食物。

25. 舒筋活血片

（1）药物组成：红花、香附、狗脊、香加皮、络石藤、伸筋草、泽兰、桑寄生、鸡血藤、自然铜。

（2）功效：活血散瘀、舒筋活络。

（3）临床应用：用于筋骨痛、肢体拘挛、颈椎病、肩周炎、腰背酸痛、膝关节骨性关节炎、跌打损伤等。

（4）用法用量：每片 0.36g。每次 5 片，每日 3 次。

（5）注意事项：孕妇忌服。

26. 元胡止痛片

（1）药物组成：延胡索、白芷等。

（2）功效：理气活血、祛瘀止痛。

（3）临床应用：用于气滞血瘀型颈痛、肩痛、胁痛、胃痛、腰痛、头痛、痛经等。

（4）用法用量：每粒 0.26g。每次 4～6 片，每日 3 次，温开水送服。

27. 活血止痛胶囊

（1）药物组成：当归、土鳖虫、三七、乳香（制）、冰片、自然铜（煅）。辅料为微粉硅胶、淀粉。

（2）功效：活血散瘀、消肿止痛。

（3）临床应用：跌打损伤、瘀血肿痛、瘀血型颈椎病、肩周炎、膝关节骨性关节炎。

（4）用法用量：每粒 0.25g。每次 4 粒，每日 3 次，用温黄酒或温开水送服。

二、西 药

（一）非麻醉性镇痛药

1. 美洛昔康分散片

（1）药理作用：为非甾体类抗炎药，能抑制机体环氧酶的活动，从而阻断前列腺素的合成，而达到消炎止痛的作用，具有较强的消炎、止痛、退热作用。适用于类风湿关节炎、疼痛性骨关节炎、风湿性关节炎、头痛、颈肩痛、腰腿痛、劳损、痛经等。

（2）用法与用量：类风湿关节炎，每日 15mg，症状缓解后，可降至每日 7.5mg。骨关节炎，每日 7.5mg。

（3）注意事项：避免与其他非甾体抗炎药合用，可出现胃肠道出血、溃疡、穿孔等，也可出现白细胞、血小板减少及过敏性哮喘等。

2. 甲芬那酸胶囊

（1）药理作用：为非甾体抗炎镇痛药，具有抗炎、解热、镇痛作用，抗炎作用较强。适用于骨、关节痛及劳损、神经痛、头痛、痛经、癌性痛、牙痛等。

（2）用法与用量：首服 0.5g，6h 1 次，每次 0.25g，每日 4 次，1 个疗程不超过 7d。

（3）注意事项：炎性肠炎、活动性消化道溃疡禁用，孕妇、哺乳期妇女不宜使用。

3. 氯诺昔康

（1）药理作用：为非甾体类消炎镇痛药，系噻嗪类衍生物。通过抑制环氧合酶（COX）的活性来抑制前列腺素合成，具有较强的镇痛和抗炎作用。激活阿片神经肽系统，发挥中枢镇痛作用。氯诺昔康抑制环氧合酶的作用比替诺昔康、吲哚美辛、双氯芬酸强 100 倍，抑制炎症疼痛的作用比替诺昔康强 10 倍，对 5-脂氧化酶途径的作用较弱。氯诺昔康镇痛作用较强，不良反应较轻微，耐受性较好。

（2）适应证：主要用于风湿性关节炎和类风湿关节炎、增生性骨关节病，也用于神经炎、神经痛、急性痛风、术后痛等。

（3）用法与用量：每次 8mg，每日 2 次，最大量不超过每日 24mg。

（4）不良反应：胃肠不良反应约 16%，一般的不良反应和（或）中枢神经系统紊乱 5%，皮肤反应 2%。常见腹痛、腹泻、眩晕、头痛，以及血清尿素氮和肌酐升高、肝功能异常。偶见失眠、嗜睡、脱发、斑疹、水肿，血压增高或降低，心悸，肝功能障碍，耳鸣。

(5)注意事项：急性消化道出血或活动性溃疡、中重度肾功能受损、严重肝功能受损、孕妇和哺乳期妇女禁用。

4. 吲哚美辛(消炎痛)

(1)药理作用：为非甾体抗炎解热镇痛药,通过抑制体内前列腺素的合成而产生镇痛、消炎、解热作用,镇痛效应可持续 5～6h,也有抗血小板聚集,防止血栓形成的作用。

(2)用法与用量：饭时或饭后服,每次 25mg,每日 2～3 次;若有头痛、眩晕可减量或停药,若未见不良反应,可增至每日 125～250mg。

5. 吡罗昔康

(1)药理作用：抗炎镇痛药,其机制与抑制前列腺素的合成有关,疗效显著,迅速而持久,优于吲哚美辛、布洛芬、萘普生,为较好的长效抗风湿药,特点是服用量小,半衰期长,为 45h,每日服 20mg,24h 有效,长期服用,耐受性好,无蓄积作用,不良反应小。

(2)用法与用量：口服,每日 20mg,饭后服,每日总量不超过 40mg。

(3)注意事项：长期服用应注意血象和肝、肾功能,也可引起消化道出血。

6. 布洛芬

(1)药理作用：为具有抗炎、解热、镇痛作用的非甾体抗炎药,消炎、镇痛、解热效果与阿司匹林相近。其消炎作用能使类风湿关节炎、骨关节炎患者的关节肿胀、疼痛、晨起关节强直减轻。对血象、肾功能无影响。

(2)用法与用量：口服 0.2g,每日 3 次,饭时或饭后服用。

(3)注意事项：消化道溃疡及有溃疡史者慎用。

7. 芬必得

(1)药理作用：具有解热、镇痛、抗炎作用。为布洛芬的缓释胶囊,能使药物在体内逐渐释放,2～3h 血液浓度达到峰值,半衰期为 4～5h,与布洛芬比较有以下优点:①保持血液浓度平稳,避免普通剂型多次给药造成的血液浓度波动,从而提高疗效,降低不良反应;②持续时间长(12h),晚饭前服 1 粒,有助于防止夜间疼痛,晨僵的发生。

(2)用法与用量:口服,早、晚各 1 粒(0.3g),病情需要,可增至每日 6 粒。

(3)注意事项:活动性消化道溃疡禁用。

8. 萘普生

(1)药理作用:为非甾体消炎镇痛药,抗炎作用强,镇痛作用为阿司匹林的 7 倍,解热作用为阿司匹林的 22 倍,为一种高效低毒的消炎、解热、镇痛药。口服后吸收迅速而完全,一次给药后 2～4h 血浆浓度达高峰,在血浆中 99% 以上与血浆蛋白结合,半衰期为 13～14h,自尿中排出。

(2)用法与用量:口服,每次 0.25～0.5g,每日 2 次(早晚各 1 次)。

(3)注意事项:消化道溃疡者慎用。

9. 萘普生缓解胶囊(适络特)

(1)药理作用:为非甾体消炎镇痛药,有明显抑制前列腺素合成酶的作用,减少前列腺素释放,还能稳定该酶体膜,保护该酶体,从而减少致炎物质的生成,是较好的消炎、解热、镇痛药。

(2)用法与用量:口服,成人首次 0.5g,以后每次 0.25g,每日 1～2 次。

(3)注意事项:有血小板功能障碍者、凝血机制障碍者、哮喘、心功能不全、高血压、肾功能不全者及胃、十二指肠溃疡者慎用。

10. 苯丙氨酯(强筋松)

(1)药理作用:为中枢性骨骼肌松药,具有镇静、抗炎、解热、镇痛作用。

(2)用法与用量:口服每次 0.2～0.4g,每日 3 次。

(3)注意事项:偶有嗜睡、头痛、乏力等,不需停药。

11. 氯唑沙宗

（1）药理作用：为中枢性肌松药，作用于中枢神经系统的多突触通道而产生肌松效果，口服后 4h 血液浓度达峰值，分布于肌肉、肾、肝、脑、脂肪中，6h 药物浓度明显降低。

（2）用法与用量：饭后服用，每次 0.2～0.4g（1～2 片），每日 3 次。

（3）注意事项：肝、肾功能损害者慎用。

12. 骨肽片

（1）药理作用：为健康猪的四肢骨提取物骨肽粉而成，能调节骨肽代谢，刺激成骨细胞增殖，促进新骨形成，调节钙磷代谢，增加骨钙沉积，防治骨质疏松，具有抗炎活性，可抑制骨关节炎症的炎性浸润和关节损伤，加速骨关节退化部分和关节损伤部位的骨代谢，促进软骨的修复。

（2）用法与用量：口服，每次 1～2 片（0.3～0.6g），每日 3 次，饭后服用，15d 为 1 个疗程。

（3）注意事项：不能与氨基酸、碱类药物同用。

13. 非普拉宗

（1）药理作用：为非甾体类消炎镇痛药，消炎、解热、镇痛作用是通过强力抑制前列腺素的合成实现的，化学结构中引入了有抗溃疡作用的功能基团戊烯基，使之既保留了消炎、镇痛作用，又减轻了不良反应，避免了同类药物对胃黏膜的不良刺激作用。

（2）用法与用量：每日 200mg，分 2～3 次口服，维持量每日 100～200mg。

（3）注意事项：肾功能不全者慎用，肝功能不全、出血性疾病忌用。

14. 双氯芬酸钠（扶他林）

（1）药理作用：本品含双氯芬酸钠，为非甾体类化合物，主要机制是抑制前列腺素的合成（前列腺素为致炎症、疼痛、发热的主要原因），具有明显的抗风湿、消炎、镇痛、解热作用，药物进入小肠后，可迅速被吸收，服用 0.5g 后，2h 即达到平均峰值血药浓度，本药可进入滑膜,当血浆浓度达峰值后 2～4h 内测得滑液中浓度最高,药物在滑液中消除半衰期为 2～6h,意味着用药后 4～6h 滑液中活动物质的浓度就已经高于血液中的浓度,并能持续 12h。

给药剂量的 60％以代谢物的形式经肾排出,原型药物的排泄不足 1％,其余部分以代谢物的形式通过胆道排泄到肠道,从粪便中清除。

(2)用法与用量:每日 100～150mg,分 2～3 次服用,饭前服,病症较轻患者每日 75～100mg,儿童每日 0.5～2mg/kg,分 2～3 次服。

(3)注意事项:胃肠功能紊乱、胃肠道溃疡、溃疡性结肠炎、克罗恩病及肝功能不全者、凝血障碍者、中枢神经系统障碍者慎用。

15. 赖氨酸阿司匹林(赖氨匹林)

(1)药理作用:为阿司匹林和赖氨酸复盐,能抑制环氧合酶,减少前列腺素的合成,具有解热、镇痛、抗炎作用。静脉注射后起效较快,血药浓度高,约为口服的 1.6 倍,并立即代谢为水杨酸,其浓度迅速上升,肌内注射后,有效血药浓度可维持 36～120min。

(2)用法与用量:肌内注射或静脉注射,以 4ml 注射用水或 0.9％氯化钠注射液溶解后注射,成人每次 0.9～1.8g,每日 2 次;儿童每日 10～25mg/kg,分 2 次给药。

(3)注意事项:年老体弱或体温达 40℃以上者严格掌握给药剂量,以免出汗过多引起虚脱。严重肝功能损害者、低凝血酶原血症、维生素 K 缺乏、血小板减少者禁用,有哮喘及其他过敏史、痛风、心功能不全、高血压、肾功能不全者慎用。

16. 天君利(双氯芬酸钾)

(1)药理作用:为非甾体类抗炎药,起效较快,主要是通过抑制前列腺素的合成而产生抗炎、解热、镇痛作用,口服后迅速吸收,口服 50mg 约 30min 血药浓度达峰值。约 60％以代谢物形式从尿中排泄,少于 1％以原型药排出,其余从胆汁排出。

(2)用法与用量:口服,饭前服用,成人每天 100～150mg,分

2~3 次服用。

(3)注意事项:胃肠道疾病及肝功能损害者慎用,孕妇,有眩晕史及其他中枢神经疾病者慎用。对本药及其他非甾体抗炎药过敏者禁用。

17. 洛索洛芬钠

(1)药理作用:为前体药物,经消化道吸收后在体内转化为活性代谢物,其活性代谢物通过抑制前列腺素的合成而发挥镇痛、抗炎、解热作用,在吸收入血前对胃肠道无刺激,故对胃肠道无明显刺激作用,适用于骨性关节炎、类风湿关节炎、腰痛、腰椎间盘突出、肩周炎、颈椎病及外伤、术后镇痛。

(2)用法与用量:每次 60mg(1 片),每日 3 次,1d 最大剂量不超过 180mg。

(3)注意事项:避免与其他非甾体抗炎药合用,消化道溃疡、心力衰竭、肝肾功能损害者禁用。

18. 尼美舒利颗粒

(1)药理作用:为非甾体抗炎药,可能主要抑制前列腺素的合成、白细胞介质的释放、多形核白细胞的氧化反应,而达到抗炎、镇痛、解热作用。

(2)用法与用量:每次 0.05~0.1g,每日 2 次,饭后服。适用于慢性关节炎症、创伤或手术后疼痛和炎症。

(3)注意事项:消化道溃疡、出血、脑血管出血、心脏旁路移植术后凝血障碍、心力衰竭、肝功能损害者禁用。

19. 硫酸氨基葡萄糖

(1)药理作用:硫酸氨基葡萄糖是一种天然的、生理状态的氨基单糖,在硫酸根的介导下,相互连接构成硫酸软骨素、硫酸角质素、透明质酸等聚多糖,继而通过中央蛋白的连接组成蛋白多糖聚合体,并与胶原纤维等物质一起构成软骨基质,参与软骨代谢,促进和恢复软骨基质蛋白多糖聚合体的合成,抑制损伤软骨的酶,如胶原酶、磷脂酶 A2 、基质金属蛋白酶等,同时还抑制超氧化物自由基,减少对胶原纤维的损害,防止糖皮质激素对软骨细胞的损害,特异性作用于关节软骨,可延缓骨关节痛的病理过程和疾病的进程,改善关节活动,缓解疼痛。适用于全身各个部位的骨关节炎,如膝关节、髋关节及脊柱、腕、手、肩关节和踝关节等。

(2)用法与用量:口服,最好在进餐时服用,每次 1～2 粒,每日 3 次,连续服用 4～12 周或根据需要延长,每年重复治疗 2～3 次。

(3)注意事项:极少数病例有轻微而短暂的胃肠道不适,如恶心和便秘。偶见轻度嗜睡。

20. 氨酚双氢可待因片 为复方制剂,其组分为每片含 500mg 对乙酰氨基酚和 10mg 酒石酸双氢可待因。

(1)药理作用:对乙酰氨基酚具有镇痛和解热作用,可选择性地抑制中枢神经系统前列腺素的生物合成,其解热镇痛作用比阿司匹林更快、更强,而且避免了阿司匹林等非甾体抗炎药常见的不良反应。双氢可待因为阿片受体的弱激动药,在结构上类似于可待因与吗啡,较可待因有更强的镇痛作用,约为可待因的 2 倍,不易成瘾,其镇痛作用主要是由于口服后 10% 的双氢可待因转换为双氢吗啡。双氢可待因可以直接作用于咳嗽中枢,起镇咳效果。

(2)适应证:创伤性疼痛、外科手术后疼痛及计划生育手术疼痛、中度癌痛、肌肉疼痛如腰痛、背痛、肌风湿病、头痛、牙痛、痛经、神经痛,以及劳损、扭伤、鼻窦炎等引起的持续性疼痛,还可用于各种剧烈咳嗽,尤其是非炎性干咳,以及感冒引起的头痛、发热和咳嗽症状。

(3)用法与用量:口服。成人及 12 岁以上儿童:每 4～6 小时 1～2 片,每次不得超过 2 片,每日最大剂量为 8 片。

(4)注意事项:少数患者会出现恶心、头痛、眩晕症状。也可能出现皮疹、瘙痒、便秘。

对本品过敏者、有颅脑损伤者、分娩期妇女禁用,有呼吸抑制及有呼吸道梗阻性疾病,尤其是哮喘发作的患者禁用。

21. 凯莱通 主要成分为盐酸替扎尼定,为白色至类白色片。

（1）药理作用：替扎尼定为中枢性 α_2 肾上腺素受体激动药，可能是通过增强运动神经元的突触前抑制作用而降低强直性痉挛状态，替扎尼定对骨骼肌纤维和神经肌肉接头没有直接作用，对单突触脊髓反射的作用弱，多突触通路的作用最强，这些作用被认为与脊髓运动神经元的易化性降低有关。

（2）适应证：为中枢骨骼肌松弛药，用于降低脑和脊髓外伤、脑出血、脑炎，以及多发性硬化病等所致的骨骼肌张力增高、肌痉挛和肌强直。

（3）用法与用量：用于疼痛性肌痉挛时，口服。每次 2mg，每日 3 次。并根据年龄、症状酌情增减。

用于中枢性肌强直时，应根据患者需要而做剂量调整。初始剂量不应超过每日 6mg（分 3 次服用），并可每隔半周或 1 周逐渐增加 2～4mg。通常每日 12～24mg（分 3～4 次服用）的用量已可获得良好的疗效；每日的总量不能超过 36mg。

（4）注意事项：可引起发热、腹痛、腹泻、消化不良、皮疹、出汗、皮肤溃疡、肌无力等。对盐酸替扎尼定及其他组分过敏的患者禁用。禁止替扎尼定与氟伏沙明或环丙沙星同时使用。

（二）麻醉性镇痛药

1. 奈福泮（平痛新）

（1）药理作用：为非成瘾性镇痛药，镇痛强度与可待因相同，有轻度解热和肌松作用，但无镇静作用，长期连续服用时呼吸、循环系统无抑制作用。

（2）用法与用量：口服，每次 20～60mg，每日 3 次，肌内注射或缓慢静脉注射，每次 20～40mg，每日 3 次。

2. 草乌甲素　为乌头生物碱镇痛有效成分，肌内注射，每次 0.3～0.6mg，每日 1～2 次。

第6章 外 用 药

肺主皮毛、司汗孔的开阖,通过肺气的宣发,皮肤也有呼吸的作用,可以进行气体和其他物质的交换。皮肤通过经络与内部脏腑等相连,内部病证在皮肤上也可有阳性反应。外用药利用这一原理,直接作用于患处皮肤,药物通过皮肤的吸收进入患处,而起到治疗作用。同时还刺激患处的腧穴,激发、调节患处的经气,畅通患处的经络,从而达到治疗目的,故《素问·阴阳应象大论》曰:"善治者治皮毛。"外用药为治疗颈椎病的方法之一,尤其惧畏疼痛者,临床多作用于颈椎病的辅助疗法。

一、熏 蒸 疗 法

熏蒸疗法是以中医学基本理论为指导,选用中草药煮沸后产生的药雾进行熏蒸,借药力、热力直接作用于所熏蒸部位,起到祛风除湿、活血化瘀、舒筋活络、散寒止痛、杀菌止痒的作用,以达到防治疾病的目的。

1. 熏蒸疗法的作用

(1)药物渗透:药物通过蒸气,直接接触病变皮肤,透过皮肤渗透到机体,局部皮肤温度的升高,会加速药物的吸收。药物直接到达病变部位而发挥作用。

(2)温热作用、祛风散寒:适宜的温度直接作用于病变部位,给人以舒适感,能祛风散寒,解除疲劳,降低皮肤神经末梢的兴奋性,缓解局部肌肉的强直、紧张、痉挛。

（3）改善微循环、活血化瘀：局部熏蒸过程中，温度慢慢升高，毛细血管扩张，血液循环加快，促进局部新陈代谢，加速炎症的消退，瘀血肿胀的消散，促进组织的再生。

（4）滋润肌肤，强身健体：使皮肤细润，养颜生肌，补肾壮骨，延年益寿。

（5）发表解肌，疏通腠理，调气和血：适用于风寒湿性疼痛。

2. 熏蒸疗法的适应证　风湿性关节炎、类风湿关节炎、颈椎病、肩周炎、膝关节骨性关节炎、腰椎间盘突出症、强直性脊柱炎等颈腰痛性疾病；神经衰弱、乏力等亚健康疾病。感冒、咳嗽、气喘等呼吸道疾病，皮肤病等。

3. 熏蒸药物　独活、羌活、川芎、石菖蒲、桂枝、川乌、细辛、防风、路路通、鸡血藤等。

4. 使用方法　初次熏蒸，先将温度适当调低，待患者适应后，逐渐调至耐受温度，在熏蒸过程中，密切观察患者情况，了解患者的感受、疼痛缓解情况、有无不适，如有异常，主动关闭治疗仪。每次 30min，熏蒸后，卧床休息片刻，用干毛巾将局部擦干。

5. 注意事项

（1）熏蒸期间，睡硬板床，适当补充水分及营养物质，避免颈部受凉。

（2）颈部结核、马尾肿瘤、严重高血压、心脏病、骨质疏松、高龄者忌用。

二、药 枕 疗 法

1. 方一　红花、桃仁、透骨草、伸筋草、川芎、苏木、葛根、桑枝、路路通、当归、桂枝、羌活各 40g。

2. 方二　当归、川芎、辛夷花、羌活、藁本、制川乌、葛根、红花、赤芍、石菖蒲、灯心草、桂枝、细辛、白芷、丹参、防风、桑枝、合欢花、菊花、威灵仙各 30g。

将药物研为或打成粗末，装入枕芯，枕芯周围缝制一层绝缘材料,使气味只从上部外出,正好作用于颈部,每日睡觉时枕用。

三、中药汁外洗

将中药煎成药汁,外洗患颈,所用药物多为祛风散寒、舒筋活络、活血化瘀等作用的中药。

1. 方一

(1)药物组成:透骨草、延胡索、当归尾、姜黄、花椒、威灵仙、海桐皮、乳香、没药、羌活、白芷、苏木、五加皮、红花、桑枝、土茯苓各10g。

(2)功效:祛风散寒、活血化瘀、舒筋活络、消肿止痛。

(3)主治:风寒型颈椎病、瘀血型颈椎病、肩周炎、腰腿疼痛。

(4)用法:将上述药物用纱布包好先放凉水中浸泡约60min,加水4000ml煎煮,开锅后文火煎约40min,将药汁冷至约50℃,手拿盛药的纱布蘸洗患颈,每次约30min,每日1次。如药液凉,可适当加温,1剂可洗2～3d,以药液不变质发酸为限。对于天凉颈部不便洗者,可将药包稍拧,不使药汁外流,外敷患颈,外加干毛巾保温。如药包凉,可在药液中加温,每次30min,每日1次。

2. 方二

(1)药物组成:川乌、草乌、苍术、独活、桂枝、细辛、防风、艾叶、花椒、刘寄奴、红花、透骨草、伸筋草各10g。

(2)功效:温经散寒、通络止痛。

(3)主治:除血瘀型以外的各型颈椎病、肩周炎、腰腿疼痛,尤其对风寒湿型最为适宜。

(4)用法:同方一。

四、酊剂外搽

将中药提取,用强渗透剂为载体,制成酊剂外搽患处,直接作用于患处。常用药物主要有以下几种。

1. 云南白药酊

(1)药物组成:(略)

（2）功效：活血化瘀、消肿止痛。

（3）主治：瘀血型颈椎病、肩周炎、跌打损伤、冻疮、风寒湿痹。

（4）用法：选用毛刷蘸取药液直接涂于患处，用湿热毛巾盖于患处，并将热水袋放在湿热毛巾上热敷 20～30min，使局部保持热度，每次 2～5ml，10d 为 1 个疗程。也可搽涂患颈后用理疗器械如红外线、神灯等照射，照射期间可搽涂 2～3 次，每次照射 40min。

2. 正红花油

（1）药物组成：白油 10%、白樟油 10%、桂花油 2%、桂醛 3%、松节油 35%、冬青油 40%。

（2）功效：祛风除湿、活血化瘀、消肿止痛。

（3）主治：颈椎病、肩周炎、腰椎骨质增生、椎间盘脱出、跌打损伤、关节炎。

（4）用法：同云南白药酊。

3. 骨友灵搽剂

（1）药物组成：红花、鸡血藤、川乌、威灵仙、防风、蝉蜕、延胡索、何首乌、续断、冰片、陈醋、白酒。

（2）功效：活血化瘀、舒筋活络。

（3）主治：颈椎病、肩周炎、腰椎骨质增生、软组织损伤等。

（4）用法：同云南白药酊。

五、膏　　药

1. 黑膏药

（1）活血止痛膏

①药物组成：辣椒、干姜、生川乌、独活、甘松、樟脑、丁香油等。

②功效：祛风除湿、散寒止痛。

③主治：风寒湿型颈椎病、肩周炎、腰腿痛、跌打损伤。

④用法：烘热软化后贴于患处，2～3d 1 个疗程。

（2）东方活血膏

①药物组成:生川乌、生草乌、红花、乳香、没药、羌活、独活、当归、木鳖子、天麻、雄黄、全蝎。

②功效:祛风散寒、活血化瘀、舒筋活络。

③主治:用于风寒湿痹所致的肩臂腰腿痛、肢体麻木。

④主治:用少许白酒或乙醇搓擦患处至局部有微热感,将膏药加温软化后贴于患颈,7d 为 1 个疗程。

(3)镇江膏药

①药物组成:冰片、土鳖虫、肉桂、薄荷脑、乌梢蛇、生川乌、蜈蚣、羌活、天南星、独活、红花等。

②功效:祛风止痛、活血祛瘀、消散顺气。

③主治:颈椎病、肩周炎、跌打损伤、半身不遂。

④用法:烘热软化后贴于患颈。

2. 橡皮膏

(1)伤湿祛痛膏

①药物组成:川乌、草乌、干姜、麻黄、白芷、苍术、山奈、当归、茴香、薄荷脑、冰片、樟脑、冬青油。

②功效:温经散寒、通络止痛。

③主治:风寒湿型颈椎病、肩周炎、腰腿痛、关节痛、跌打损伤。

④用法:视患处大小,选用一张或数张,贴于患颈。

(2)祛风活络膏

①药物组成:生川乌、生草乌、辣椒、干姜、川芎等。

②功效:祛风除湿散寒、舒筋活血止痛。

③主治:颈椎病、肩周炎、腰椎骨质增生、椎间盘脱出、风湿性关节炎、类风湿关节炎、跌打损伤。

④用法:外贴患颈。

(3)筋骨宁膏

①药物组成:骨碎补、生天南星、续断、红花、土鳖虫、桃仁、乳香、没药、当归、蒲公英、羌活、透骨草、五加皮、樟脑、冰片、桉叶油等。

②功效:活血化瘀、通络止痛。

③主治:颈椎病、肩周炎、跌打损伤、风湿痹痛、闪腰岔气。

④用法:视患处大小贴于患处。

(4)通立康

①功效:由磁块与中药粉组成,将磁场疗法与中医内病外治法相结合。磁疗有消炎镇痛、改善微循环的作用;中药有活血化瘀、祛风散寒、疏经通络、消肿止痛的功效。

②主治:颈椎病、肩周炎、增生性骨关节病、软组织损伤、椎间盘脱出症、类风湿关节炎。

③用法:外贴患处。

(5)通络祛痛膏

①药物组成:当归、川芎、红花、山柰、花椒、胡椒、丁香、肉桂、荜茇、干姜、大黄、樟脑、冰片、薄荷脑。辅料为橡胶、松香、氧化锌、羊毛脂、凡士林、液状石蜡、二甲亚砜。

②功效:活血通络、散寒除湿、消肿止痛。

③主治:颈椎病、肩周炎、腰部、膝部骨性关节炎属瘀血停滞、寒湿阻络证,症见关节刺痛或钝痛、关节僵硬、屈伸不利、畏寒肢冷。

④用法:外贴患处,每次 1～2 帖,每日 1 次。

⑤注意事项:贴敷处偶见皮肤瘙痒、潮红、皮疹。皮肤破损处忌用。孕妇慎用。每次贴敷不宜超过 12h,防止贴敷处发生过敏。

六、热 敷 药

1. 关节炎热熨剂

(1)药物组成:生川乌、独活、松节、姜黄、细辛、苍术、白芥子、川芎、红花、乳香、艾叶、樟脑、薄荷、桉叶油、铁粉等。

(2)功效:祛风散寒、温经通络。

(3)主治:风寒湿型颈椎病、肩周炎、胃寒痛、妇人小腹冷痛。

(4)用法:使用时,撕去外层塑料袋,揉搓 1～2min,使之发热,敷于患处,可持续 24 小时,温度过高可垫毛巾。

2. **坎离砂**

(1)药物组成:防风、透骨草、当归、川芎、铁屑、米醋。

(2)功效:祛风散寒、温经通络、活血止痛。

(3)主治:颈椎病、肩周炎、寒性腿痛、关节痛等。

(4)用法:将药粉和铁屑倒入碗内,混匀,每 250g 加米醋 15ml,立即拌匀,装入布袋,用棉垫盖严,发热后敷于患处,药凉后取下,再用时仍可拌醋 15ml,如前法,反复数次,直到不产热为止。每日 1～2 次,也有袋装去塑料纸后即自动发热,敷于患处,维持约 24h,不热可再换药。

3. **复方新敷散**

(1)药物组成:川芎、红花、陈皮、柴胡、乌药、独活、干姜、艾叶、侧柏叶、铁粉等。

(2)功效:祛风散寒、温经通络、活血化瘀、通络止痛。

(3)主治:颈椎病、肩周炎、腰肌劳损、坐骨神经痛、胃寒腹痛、妇人痛经等。

(4)用法:拆去外包装,将内袋物搓揉均匀,发热后敷在患处。

4. **热敷袋**

(1)药物组成:铁屑、木屑、活性炭、氯化钠、蛭石等。

(2)功效:温经散寒、通络止痛。

(3)主治:颈椎病、肩周炎、腰腿痛、关节痛等。

(4)用法:去掉外袋、轻揉内袋,即可发热,敷于患处约 24h。

5. **热敷贴**

(1)药物组成:铁粉、炭粉、食盐、磁体等。

(2)功效:温经散寒、舒筋活血、消肿止痛。

(3)主治:颈椎病、肩周炎、腰椎间盘脱出、关节痛等。

(4)用法:揭开背面离型纸,贴于患处 6～10h。

七、外 用 西 药

1. **吲哚美辛(消炎痛)栓**　口服吲哚美辛由于对胃肠刺激等不良反应,使许多患者不能持续服用,从而影响了镇痛效果,吲哚美辛栓通过直肠给药,可有效地避免对胃肠的不良反应。

(1)药理作用:为前列腺素合成抑制药,具有抗炎、镇痛作用,外用时其有效成分可穿透黏膜、皮肤到达炎症区域,缓解急、慢性炎症反应,对外伤、风湿病引起的炎症,可使肿胀减轻,疼痛缓解。

(2)适应证:颈椎病、肩周炎、肌肉痛、关节痛等较重者。

(3)用法用量:直肠给药,每次 1 粒,若持续高热或疼痛,或间隔 4~6h 用药 1 次,24h 内不超过 4 粒。

(4)注意事项:对解热镇痛药过敏者禁用,肝肾功能不全者慎用。

2. **双氯芬酸(扶他林)软膏**

(1)药理作用:属外用非甾体类抗炎药,为双氯芬酸二乙胺盐,具有镇痛、抗炎作用,作用机制主要是抑制前列腺素的合成。

(2)适应证:用于缓解局部痛及炎症,如颈部痛、肩周炎、局限性软组织风湿病,肌腱、韧带、肌肉、关节的创伤性炎症。

(3)用法用量:2~4g,涂于患处,并轻轻按揉,每日 3~4 次,亦可同时给予理疗。

(4)注意事项:对双氯芬酸、阿司匹林和其他非甾体抗炎药过敏者禁用,只用于完整的皮肤表面,忌用于破损皮肤或开放性创伤,勿与眼睛及黏膜接触。

3. **复方七叶皂苷钠凝胶**

(1)药理作用:本品中七叶皂苷钠可抗组织水肿、促进血液循环、减少血管通透性、防止组织内水分存积和消除局部水肿引起的沉重感和压力。水杨酸二乙胺可增强抗炎作用,并有止痛作用。

(2)适应证:炎症、退行性病变及创伤导致的局部肿胀、脊柱疼痛性疾病、急性闭合性软组织损伤、腱鞘炎、血栓性浅静脉炎、静脉曲张,同时也可用于静脉注射或静脉滴注后的静脉护理。

(3)用法用量:外用,每日 1 次或多次将凝胶涂于患处皮肤。除特别需要,否则无须揉擦。

(4)注意事项:在治疗严重的脊椎疾病、外伤的处理及静脉的疾病时本品可与七叶皂苷钠片或注射液用七叶皂苷钠配合使用。本品不能用于黏膜组织。本品治疗溃疡时,将凝胶涂于溃疡周围皮肤,避免触及溃疡面。对本品所含成分过敏和孕妇及哺乳期妇女禁用。破损皮肤表面及放射性治疗的皮肤忌用。

第 7 章　颈椎病的针灸治疗

　　针灸疗法治疗颈椎病是比较传统的治疗方法，也是较为常用且行之有效的方法，有较好的群众基础。颈椎病由脏腑功能失调，筋骨、肌肉失于滋润濡养而功能降低，外伤、劳损或风寒湿之邪乘虚侵袭，气血痹阻于颈部致颈部经筋不通，气血瘀滞而发病。颈部是人体最细部位，也是经络循行最多者，手、足三阳经均循行于颈部，手、足三阴经除手厥阴经外其分支均经颈部，奇经八脉除带脉外亦循行颈部，可见是人体经络循行和分布最密者，也是腧穴分布最密者之一，为人体经气最易聚结之处，是最适宜用针灸调节之处，全身没有任何部位与经络联系如此紧密，庞大的信息传递任务靠颈部经络来完成。颈部被阻，针灸疗法是最直接的治疗方法，通过刺激颈部腧穴，调节颈部经气，激发颈部经气，疏通颈部经络而达到治疗目的，广泛被患者接受。《灵枢·刺节真邪》曰："用针者，必先察其经络之实虚，……一经上实下虚而不通者，此必有横络盛加于大经，令之不通，视而泻之，此所谓解结也。"何况针灸疗法除传统的方法外，又不断发展，产生了一些新的疗法，如浮针、腕针、平衡针、密集银质针、耳针、头针、肌筋膜触发点、皮内针、意象手针、八字针灸、筋针、小周天、意象小周天疗法、五体针刺疗法、腧穴筋膜扩张疗法等疗法，疗效不断提高。治疗时针灸疗法可单独运用，也可配合推拿、理疗等其他疗法。

一、体　针

体针为针灸疗法的主体,是最为常用者,对颈型颈椎病、神经根型颈椎病、椎动脉型颈椎病疗效较好,对于交感神经型颈椎病也可选择运用,对于脊髓型颈椎病多配合小周天疗法、手术治疗。体针治疗有循经选穴法、远近选穴法、经验选穴法、以痛为腧选穴法等。

1. 循经选穴法　根据病变部位,确定被阻经络,首选该经穴位,可根据需要适当配合表、里经、同名经穴位,以增强疗效。

(1)本经选穴:本经病变,主选本经穴位进行治疗,遵循"宁失其穴,勿失其经"的原则。

①手阳明经病:颈外侧、肩、上肢前外侧酸痛、麻木、活动无力,可连及示指,颈侧屈不利,患侧屈可向患肢放射,出现疼痛或使疼痛加重,颈外侧、肩、上肢前外侧可有压痛。

选穴:扶突、天鼎、巨骨、肩髃、曲池、手三里、合谷等。

②手少阳经病:颈外侧疼痛、压痛,头侧部可出现沉重疼痛,上颈部压痛可向头侧放射,颈侧屈可向患肢外侧放射,甚至到环指,上肢外侧疼痛、麻木、无力,可有压痛。

选穴:翳风、天牖、肩髎、臑会、天井、外关等。

③手太阳经病:颈后外侧疼痛、压痛,颈屈伸、侧屈不利,上背部酸痛、压痛,上臂后侧、前臂尺侧疼痛,可连及小指,头过伸疼痛加重,前臂尺侧、小指可出现麻木无力。

选穴:天窗、肩中俞、肩外俞、秉风、天宗、肩贞、支正、后溪等。

④手太阴经病:肩前内侧酸楚疼痛,上及缺盆,下向上肢内侧前缘放射,可到拇指,上臂内侧前缘、前臂桡侧、拇指麻木无力,颈部可有压痛,肩前部压痛。

选穴:中府、云门、侠白、尺泽、列缺等。

⑤手少阴经病:肩前内侧酸痛,向下放射至上臂内侧后缘,前臂内侧后缘、掌面、小指,也可出现麻木、无力。

选穴:极泉、青灵、少海、少府等。

⑥足太阳经病:头后沉重疼痛麻木,后颈酸痛僵硬,上背疼痛沉紧,上位胸椎旁酸痛、压痛。

选穴:天柱、大杼、风门、肺俞、督俞、附分、膏肓俞、昆仑、束骨等。

⑦督脉病:枕、颈后部酸痛不适,有僵硬感,枕、颈后正中压痛。

选穴:风府、哑门、大椎、后溪、阿是等。

临证中,病变可只涉及 1 条经络,但多数情况下病变部位较大,涉及多条经络,治疗时可 1 条经络为主,多条经络腧穴配合使用,也可选取颈、背部督脉腧穴,多以压痛等阳性腧穴为主(图 7-1 至图 7-3)。

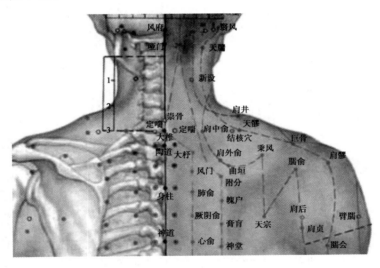

图 7-1　颈部腧穴

(2)异经选穴法:机体经络之间相互联系,相互影响,哪经有病,除选择本经腧穴外,还选择与其联系密切经脉的腧穴进行治疗,有时可获得满意的疗效,甚至比本经腧穴疗效更好。主要有同

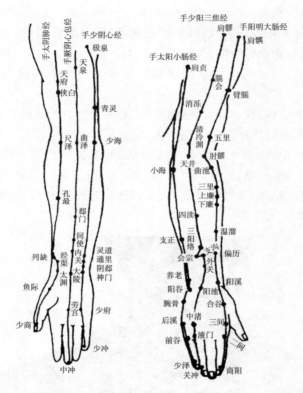

图 7-2　手三阴、三阳经

名经选穴、表里经选穴。

　　①同名经选穴:本经病变,除选择本经腧穴外,还选择与之同名经的腧穴进行治疗,如颈椎病手阳明经病变,可选足阳明经的足三里、条口等穴治疗。颈椎病手少阳经病变,可选足少阳经的阳陵泉、外丘等穴进行治疗。颈椎病手太阴经病,可选足太阴经的阴陵泉等穴治疗等。

　　②表里经选穴:本经病变,除选本经腧穴治疗外,还选择与之相表里的经络腧穴进行治疗。如颈椎病手少阳经病变,可选与之

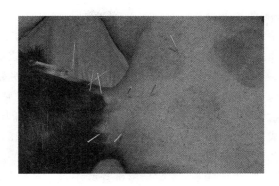

图 7-3　体针治疗

相表里的手厥阴经的内关、曲泽等穴治疗,临证中亦多获良效。

2. **远近选穴法**　颈椎病除主要选择颈部腧穴直接治疗外,还可选择远部位的腧穴进行治疗,远部位的穴位,其经脉上行于颈,其经气通于颈,通过调节远部位腧穴同样可以达到调节颈部经气、疏通颈部经络的目的,远部位腧穴为治疗颈椎病必不可缺少的穴位。

近部位腧穴可选择天窗、风池、扶突、天鼎、肩外俞、秉风、曲垣、天牖、天柱等。

远部位腧穴可选择后溪、列缺、外关、阳陵泉、条口、昆仑、束骨等。

对于颈型颈椎病、神经根型颈椎病、椎动脉型颈椎病、交感神经型颈椎病以选近部位腧穴为主,适当配伍远部位腧穴,对于脊髓型颈椎病,其病变部位虽在颈椎,但其表现却远在四肢,治疗时可主选四肢腧穴,如足三里、条口、丰隆、委中、承筋、悬钟、髀关、阳陵泉、手三里、曲池、外关等,近部穴位颈部夹脊穴等。

3. **经验选穴法**　在临证中,有些穴位既不属于本经,也不归表里经,同名经穴,临床疗效又较好,称为经验穴。

颈臂穴

①定位:锁骨中、内 1/3 交界处直上 1 寸。

②功能:疏通经络。

③主治:肩、臂、手指麻木、疼痛、上肢瘫痪、颈椎病、肩周炎等。

④操作:内后下方斜刺 0.5～1 寸,多有向上肢的放射感。

4. 以痛为腧选穴法　颈椎病患者,颈部痛、压痛明显,根据以痛为腧的原则,局部压痛点即是针刺处,有些压痛点针刺后甚至出现向外放射,临床也取得较好的疗效,故压痛点的针刺为颈椎病针刺重要组成部分,为颈椎病经穴之外的重要补充,常见的压痛治疗点有以下几种。

(1)枕大神经压痛点:乳突与枢椎连线中点。

(2)枕小神经压痛点:乳突后外胸锁乳突肌附着处。

(3)颈椎横突压痛点:颈两侧自上而下的骨性突起。

(4)颈椎棘突压痛点:颈后正中线骨性隆起处。

(5)颈小关节压痛点:颈后正中线旁开 1 寸处。

(6)肩胛骨内上角压痛点:肩胛骨内上角处。

(7)冈上、下窝压痛点:位于冈上、下窝处。

(8)肩胛骨与脊柱之间压痛点:位于肩胛骨与胸椎之间。

此外上肢还有一些不定的压痛点,可根据临床症状选择运用。

以上体穴选择后,分成 2 组,针刺交替进行,每日 1 次,每次 20min,7 次为 1 个疗程,休息 3d,再行第 2 个疗程。

5. 注意事项

(1)寰枕间隙针刺应掌握角度和深度,进针宜缓慢,以防刺伤脊髓。

(2)皮肤有感染、溃疡、瘢痕或肿瘤的局部不宜针刺。

(3)下位颈椎部、上背部进针应掌握角度深度,以防刺伤肺。

(4)有出血性倾向疾病等不宜针刺。

二、浮　　针

浮针疗法是符仲华教授发现的一种快速镇痛的新疗法,是在传统针灸理论的基础上,结合现代医学的研究成果而形成的。浮针疗法治疗颈椎病起效较快,疗效确切,尤其对颈型颈椎病、神经根型颈椎病、椎动脉型颈椎病、交感神经型颈椎病多有较好的疗效,对于脊髓型颈椎病,可作为手术治疗的辅助疗法。

1. 浮针疗法的特点

(1)按病位选进针点:根据病变部位所在的位置和病变部位的大小来决定进针点。

(2)在病灶周围进针:浮针疗法不在病痛点的局部进行治疗,而在周围选择进针点进行治疗,针尖不达到病灶处,要保持一定距离,有时甚至相距较远。

(3)皮下浅刺:浮针疗法仅作用于皮下组织,主要是皮下疏松结缔组织。

(4)不要求得气:浮针疗法不要求得气且不能得气,如有得气感,则需调整针体深浅度。

(5)留针时间长:一般留针 24h,甚至更长,并研制出便于留针的专用针具。

(6)针尖必须直对病灶:浮针疗法针尖必须直对病灶或痛点,不能偏歪,不能距病灶太远,尽量不要超过关节。

(7)取效快捷:浮针疗法取效较快,往往针到痛消。如疗效欠佳,则为针刺的方法、部位不对,需重新调整。

(8)留针能保持疗效:留针达到一定时间,起针后疗效也能维持,甚至得到加强和提高。

(9)适应证广:浮针对各种原因引起的疼痛基本都可治疗,对麻木、胀满也有较好疗效,不但消除症状,而且对原发病灶起治疗作用,但对癌症疼痛远期疗效不佳。

2. 浮针的治疗方法

(1)确定治疗部位:根据颈椎病临床症状,触摸疼痛部位,寻找压痛点,触摸用力要由轻而重,范围由大到小,如疼痛范围大,找最痛点,多找主要痛点,患者表示不清时选中央,然后再结合辅助检查。一般来说,疼痛处即为病变部位,对于麻木等非疼痛疾病,先确定病变部位。病变部位较小或局限者,可选 1 个点;病变部位大,疼痛点多时可选多个穴。

治疗部位距病痛部位 6～10cm,针尖达到位置距痛点约 2cm。颈部病病痛点多位于颈椎棘突、关节突、头后部、上背部、肩部、麻木多位于上肢。颈项部痛多从下向上进针,背部痛多取横刺,针尖对向脊柱,肩臂痛、麻木多从上肢远端向近心端进针,也可根据情况向远端进针。头后部沉重疼痛多从下向上进针,眩晕从上位胸椎两侧向头颈部平行进针,两侧病变两侧同时治疗。

(2)操作:取坐位或俯伏位,局部常规消毒后,手持专用浮针单手或双手进针,与皮肤呈 15°快速刺入皮肤,不过深刺入肌层,也不过浅刺入皮内,确定针尖在皮下疏松结缔组织后,放手针身,向前运针,针下感觉松软易进,没有酸、麻、胀、重、沉等针感,如有则说明针刺过深,如疼痛,则说明针刺过浅,均应调整针刺深度。针体全部进入体内,以进针点为支点,手握针柄做扫散运动,针尖在皮下做扇形运动,幅度尽可能大,直至压痛消失或疼痛不再减轻,扫散约 2min,抽出针芯,胶布将针座贴附于皮肤,留针约 24h,留针过程中,患者因生活需要可适当活动,但不可幅度过大,起针时将软管慢慢起出,消毒干棉球按压,以防出血,起针第 2 日再行治疗。

3. 注意事项

(1)进针点要避开浅表血管,以免针刺出血或引起疼痛,要避开皮肤上的瘢痕、结节、破损等。

(2)进针点与病变部位之间最好不要有关节,以免影响疗效。

(3)进针前进针部位和医师手指要消毒,以防感染。

(4)发热、急性炎症、传染病、恶性病患者不要针刺。

(5)有自发性出血性疾病如血友病、血小板减少者不宜针刺。

(6)肢体浮肿、短期内用过封闭疗法、激素治疗、外用红花油者不宜针刺。

(7)留针时,注意针口密封,避免汗或水进入体内引起感染。

三、腕　　针

1. 针刺部位　腕针上 5 点位于腕背面中央,腕横纹上 2 寸,即外关穴。上 6 点位于腕背面尺侧缘,腕横纹上 2 寸,颈椎病颈部症状选上 6 点,上肢症状选上 5 点,颈部、上肢症状都有者上 5、上 6 点同时选取(图 7-4)。

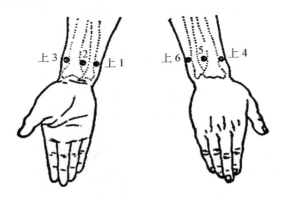

图 7-4　腕针

2. 操作　取坐位或侧卧位,局部常规消毒后,医师左手固定进针点上部绷紧皮肤,右手拇指在下,示、中指在上扶持针柄,针与皮肤呈 30°向颈部方向快速刺入皮肤,达皮下后针体紧贴皮肤表面,沿皮下浅层刺入约 1.5 寸,以针下松散感为宜。若有酸、麻、胀、沉感,说明进针过深,刺入筋膜下层。若有疼痛,说明针刺过浅,刺入皮内,都必须调针至皮下浅表层,留针 20～30min,一般不行捻转提插手法,每日或隔日 1 次,10 次为 1 个疗程。

四、平　衡　针

平衡针是王文远教授根据中医学的心神调控学说和现代医学的神经调控学说相结合而发现的一种新的治疗方法。特点是取穴少、操作方便、快捷。

1. 穴位定位

(1)颈痛穴:位于掌背部,半握拳第 4、第 5 掌骨间,即指掌关节前凹陷中。

(2)肩背穴:尾骨旁开 4～5cm 处。

(3)肩痛穴:位于腓骨小头与外踝连线的中、上 1/3 处。

以上 3 穴均为交叉取穴,即左侧病变取右侧穴,右侧病变取左侧穴,双侧有病,可同时双侧取穴。颈部症状或症状较轻者只取颈痛穴,颈部症状较重或有上背部、上肢症状者配肩背穴、肩痛穴。

2. 操作

(1)颈痛穴:取坐位半握拳,毫针快速刺入,行上下提插手法,达到针刺指背神经、指掌侧固有神经出现的针感为宜。症状较重者,可采用捻转滞针手法,达到要求后出针。

(2)肩背穴:取俯卧位,3～5 寸毫针快速刺入,行上、下提插手法,以出现坐骨神经麻胀感向下放射为宜,达到要求后出针。

(3)肩痛穴:取坐位、仰卧位或侧卧位,以 1.5～2 寸毫针快速刺入,上、下提插手法,以出现针刺腓浅神经、腓深神经触电感,酸、麻、胀向踝、足面、足趾放射为宜,达到要求后出针。

以上穴位每日针刺 1 次,7 次为 1 个疗程,休息 2d,再行第 2 个疗程。

五、密集型银质针疗法

密集型银质针疗法是宣蛰人教授在陆云香医师家传银质针的基础上采取的密集型针刺方法。

1. 治疗特点

(1)治疗部位为肌肉在骨骼上的附着点,而非传统的穴位。

(2)针体较粗,直径 1～1.1cm。

(3)质地较软,以白银为主要原料。

(4)传导热能作用快,艾绒燃烧时针体温度约 100℃,刺入皮内为 55℃,针尖约 40℃,使热能传导到深层发病部位,扩散到周围病变软组织。

2. 治疗作用

(1)消除无菌性炎症。

(2)增加局部血液循环。

(3)松解肌肉痉挛和广泛减除局部病变区软组织内压增高。

3. 操作 取俯卧位或坐位颈部前屈,在病变部位选取压痛点,一般压痛点多为肌肉、肌筋膜与骨膜的连接处,痛点必须正确,无遗漏。痛点之间的针距为 1～2cm,呈密集状。在无菌操作下于每个进针点各用 1‰利多卡因注射一直径约为 0.5cm 的皮丘,然后再用高压消毒过的银质针刺入,采用直刺、斜刺、平刺等,经皮下肌肉或筋膜直达骨膜附着处,出现较强的酸、麻、胀、沉感。一般来说,病变越重,针感越强。进针完毕后,在每枚银质针的针尾上装一直径约 1.5cm 的艾球,点燃后燃烧,患者自觉治疗部位深层软组织出现舒适的温热感,艾火熄灭针体冷却后起针。

4. 注意事项

(1)同一病变部位只做 1 次针刺治疗,多病变部位的治疗,间隔时间以 2～3 周为宜。

(2)要掌握好针刺角度和深度,勿刺伤胸膜和脊髓。

(3)针眼周围皮肤因过热而灼痛难忍,可用注射器将水喷至高热的针柄降温。

六、脊 针 疗 法

脊针疗法是指针刺颈部夹脊穴以治疗疾病的方法。脊针疗法治疗颈椎病可作为体针疗法的辅助治疗。

1. 取穴

(1)颈部夹脊穴:第 1—第 7 颈椎椎体棘突旁开 0.5 寸。

(2)颈部压痛点。

以上穴位分组交替选取。

2. 操作　取坐位或俯卧位,用 1.5～2 寸毫针向椎体方向与皮肤呈 75°夹角刺入 1～1.5 寸,多有酸、麻感并向一定方向传导,得气后,再施以捻转加小幅度提插以增强针感,留针 20～30min,每日 1 次,7 次为 1 个疗程。

七、挑 刺 疗 法

挑刺疗法是在穴位或病变部位,用特制针具挑断皮下白色纤维组织,以治疗疾病的一种方法。挑刺法是治疗颈椎病的传统治疗方法。

1. 取穴

(1)颈部夹脊穴:第 1—第 7 颈椎椎体棘突旁开 0.5 寸处。

(2)压痛点:在颈后、上背部找出除夹脊穴以外的明显压痛点。

治疗点较多时,可选最明显的压痛点 3～5 个进行治疗,也可分组交替选取。

2. 操作　治疗部位用碘酒、乙醇常规消毒,畏针者,可用局麻药在治疗点注一直径 1cm 的皮丘,左手固定治疗点,右手持针,将针横刺刺入穴点的皮肤,纵行挑破 2～3mm,然后将针深入表皮下挑,挑断皮下白色纤维物数根,挑尽为止,无菌纱布覆盖,胶布固定,每周 1 次。

八、电　　针

电针是用毫针刺入穴位,得气后连接电针机,利用不同波形的脉冲电流,以加强对穴位的刺激,从而达到治疗疾病的一种治疗方法。电针治疗颈椎病是较为传统和常用的治疗方法。

1. 选穴　电针的选穴同体针疗法,根据颈椎病的病情选取相应的穴位。

2. 操作　毫针刺入穴位得气后,把电针机上的输出电位器调至"0"值,将一对输出导线,分别连接在 2 根针的针柄上,打开电源开关,选择需要的波形和频率,逐渐调高输出电流,最大至患者出现能耐受的酸、麻感,每次通电时间为 10～20min,治疗完毕,把电位调到"0"值,关闭电源,撤去导线,退出毫针。每日 1 次,7 次为 1 个疗程。

九、耳　　针

耳针是用针刺或其他方法刺激耳郭上的穴位或反应点,以防治疾病的一种方法。耳针治疗颈椎病,多作为辅助疗法。

1. 耳针的作用　耳不是一个孤立的器官,而是与脏腑直接相连、病理相互影响,与十二经脉也有直接或间接的联系,耳是人体的一个缩影,似"倒置的胎儿",人体的任何一个部位,五脏六腑、四肢百骸,在耳郭上都有相应的点(图 7-5),人体有病,耳郭上相应耳穴会产生阳性改变,如电阻变低、导电性增强或变形,或有压痛、充血,或皮肤变色、丘疹、脱屑等。

对耳穴有关的穴位的良性刺激产生的刺激信号传递到相应的脏腑或部位,使通往病灶的经络之气血畅通,以推动、驱散病灶中瘀滞的气血,调整脏腑、扶正祛邪,通过一系列的调节,促使各种生理功能恢复到平衡状态,以达到治疗目的。

2. 选穴　颈椎病患者在耳颈椎穴,颈可呈现索状或结节隆起,有的索状凹陷,纵横不一,用手可扪及,用手指从耳背顶起,可见红白色相间,色泽不均匀,年龄较大者尤其明显。急性发作无菌炎症明显,疼痛较重,反应物边缘有红晕,症状缓解,红晕变浅,触压时反应物疼痛明显,年轻患者可没有索状、结节状反应物,可有点状或片状色白,边缘有红晕,电测诊时,颈椎、颈、肩、肝、脾等可出现电阻值变小或有响声,并有刺痛等。阳性反应,均为治疗颈椎病的主要耳穴,再根据中医学的脏腑理论和西医学的生理知识,选择相应的穴位,一般来说颈椎病耳穴多选择颈椎、颈、肝、肾、交感、内分泌、肾上腺、皮质下等,有头后症状者加枕,有上肢症状者加肩,交感型颈椎病根据出现的症状,再加相应的耳穴。

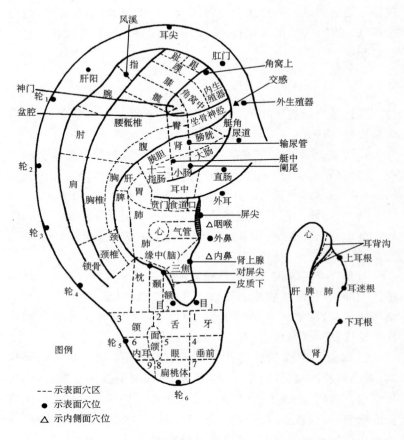

图例

--- 示表面穴区

● 示表面穴位

△ 示内侧面穴位

图 7-5　耳针

3. 治疗方法

（1）耳穴针刺法：局部常规消毒后，医师左手拇、示指固定耳郭，中指托住穴区，右手拇、示指持 0.5 寸毫针刺入相应的耳穴，针刺角度对于不同的穴位可为直刺、斜刺、横刺。进针法分慢刺法和快刺法，慢刺法是边刺入边捻转，同时询问患者感觉情况；快刺法是迅速刺入耳穴中,一般留针 20~30min,留针期间,每 10 分钟行针 1 次,行针为小幅度的捻转或提插,每日 1 次,双耳交替进行,10次为 1 个疗程,休息 2d 再行第 2 个疗程。

(2)耳穴压迫法:压丸用中药王不留行子、白芥子、油菜籽、六神丸、小钢珠等。将压丸粘在 7mm×7mm 方块胶布的中央,耳部消毒后,用镊子夹胶布贴敷已消毒的耳穴上,每日按压 3~5 次,按压由轻到重,以出现较轻、胀、痛感为宜,如感觉不明显,可加重按压手法,如疼痛较重,可减轻按压,或减少按压次数。

按压手法有对压法、直压法、点压法和轻柔按摩法。

①对压法:用拇指和示指的指腹置于患者耳郭的正面和背面,相对按压。

②直压法:用指尖垂直按压穴丸。

③点压法:用指尖一压一松间断按压耳穴。

④轻柔按摩法:用指腹轻轻将压贴的穴丸压实贴紧,然后按顺时针方向轻轻压丸并旋转。

每次耳穴贴敷 2~3d,揭掉后再按同样方法贴对侧耳穴,两耳交替运用,10 次为 1 个疗程。

(3)耳穴埋针法:耳郭局部常规消毒后,左手固定耳郭,使埋针处皮肤绷紧,右手用皮内针钳或止血钳钳住已消毒的锨针或皮内针刺入耳穴,再用约 7mm×7mm 的肤色胶布贴在针环或针柄固定于皮肤上,每次选 3~5 穴,留针 2~3d,留针期间每日自行按压 2~3 次,10d 为 1 个疗程。埋针后如出现耳郭持续胀痛,说明耳郭可能有感染,应取出并局部消毒,改用对侧穴位。

(4)耳穴注射法:耳穴注射药同体穴注射,中药为活血化瘀、舒筋止痛之剂,西药为维生素、肾上腺糖皮质激素、利多卡因等,只不过剂量更小,每次约 1ml。

局部常规消毒后,左手固定耳郭,并绷紧注射局部皮肤,右手持配有 4 号针头的注射器,使针尖斜面朝下刺入耳穴皮下,回抽无回血,将药液注入皮下约 0.12ml,形成一小皮丘,消毒棉球轻压,防止药液外溢或出血,每次选用3~5穴,先患侧耳穴,两侧交替进行,隔日注射1次,10次为1个疗程。休息3d,再行第2个疗程。

(5)耳穴贴膏法:用具有活血化瘀、祛湿、通络、止痛的橡皮膏,并剪成5mm×5mm的小方块。

耳郭清洁或消毒后,用镊子将橡皮膏小方块贴敷在选取的穴位上,每次5~7穴,贴敷2d,揭掉后再贴敷另一侧,双耳交替进行,10次为1个疗程。

(6)耳穴贴磁法:耳郭清洁或消毒后,左手固定耳郭,右手持镊子将剪好6mm×6mm中央粘有小磁珠的胶布贴于耳穴上,也可轻轻按压使局部产生酸胀感,可耳郭一面贴敷,也可前后对贴。前后对贴要异名磁板,使之相吸,每次贴一侧耳穴,选2~3个穴位,2~3d更换1次,双耳交替进行,10次为1个疗程。

临证中,对于年轻体壮者可用强刺激方法,如耳穴注射法、针刺法、埋针法,对于体弱者或畏针者,可用弱刺激方法,如压迫法、贴膏法、贴磁法。同一患者,可用1种方法,也可用多种方法。

4. 注意事项

(1)治疗前要严格消毒,以防感染。

(2)耳穴位置较小,要找准穴位,不可偏离。

(3)注射、埋针和针刺法要掌握深度,不要损伤软骨。

(4)耳穴区有皮损者禁用。

十、头　　针

头针是根据中医学的针刺方法与现代医学关于大脑皮质功能定位的理论,在大脑皮质相应的头皮投射区针刺,达到治疗疾病的一种方法。头针治疗颈椎病可较快止痛,疗效确切。

1. 定位

(1)运动区:上点在前后正中线中点向后移0.5cm处,下点在眉枕线和鬓角发际前缘相交处,上下点之间的连线即为运动区,将运动区分为五等份,上 1/5 与下 2/5 之间的中 2/5 为上肢运动区(图 7-6)。

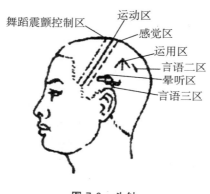

图 7-6　头针

　　(2)感觉区:运动区后移 1.5cm 的平行线为感觉区,上 1/5 为头、躯干、下肢感觉区,上 1/5 与下 2/5 之间的中 2/5 为上肢感觉区。

　　颈椎病患者选上 1/5 感觉区,有上肢症状或颈痛较重者加中 2/5 感觉区,有上肢麻木无力、肌肉萎缩者加中 2/5 运动区,也可感觉区向运动区透刺。病变对侧取穴,双侧病变可双侧同取。

　　2. 操作　取坐位,选对侧感觉区和运动区,局部常规消毒后,用 28 号 1.5 寸毫针与头皮成 30°快速刺入穴区,达帽状腱膜下,然后平行延伸,达到该区的长度,然后施以行针手法。

　　(1)捻转手法:为头针的传统手法。用拇指掌侧面和示指桡侧面夹持针柄,以示指掌指关节连续伸屈,使针身左右旋转,每次 2～3 转,每分钟要求捻转 200 次左右,捻转 2～3min 即能达到刺激量和刺激强度,留针 10min,捻转行针 2～3 次即可起针,消毒干棉球压迫针孔,以防出血。每日或隔日 1 次,10 次为 1 个疗程。

(2)提插手法:用力小幅度的提插 5min,虚证慢提紧插,实证紧提慢插,颈痛、上肢酸痛多能缓解,为巩固疗效,留针时间要长,可达 24h,至少 1h,在院留针期间行针 2～3 次,回家后可进行日常活动,可在院起针,也可患者家属起针,每日或隔日 1 次,12 次为 1 个疗程。留针期间活动或拍打患处。

十一、火 针 疗 法

火针疗法是将钨合金火针用火烧红后迅速刺入人体的穴位或患处,借其温热、针刺刺激,从而达到祛除疾病目的的一种针刺方法,古称为燔针、焠针、白针等。《灵枢·官针》曰:"焠刺者,刺燔针则取痹也。"颈椎病受凉怕冷者,为虚寒性疾病,适于火针疗法。

1. 火针的作用

(1)祛风散寒,温经止痛:火针具有热力刺激,能鼓动人体阳热之气,使经脉得以温通,祛除寒气,使经脉通畅、气机畅达而疼痛自止。

(2)运行气血,解痉止痛:火针的温热刺激可促进气血运行,增加血液供给,营养筋脉,祛除风邪,缓解肌肉的紧张、痉挛。

(3)补脾益气,通利经脉:火针能助阳气,行气血,加之刺脾胃俞穴可使脾胃气盛,气血生化充足,筋脉得以濡养而坚韧,肌肉得以濡养而丰满,强壮有力。

(4)壮阳补肾,升阳举陷:火针能增强人体阳气,激发经气,调节脏腑功能,利于补肾壮阳,具有外助阳气,升阳举陷的作用。

2. 火针的适应证 风湿性关节炎、类风湿关节炎、颈椎病、痛风、足跟痛、肩周炎、腱鞘炎等疼痛疾病,对上述疾病虚寒性、受凉怕冷者尤为适宜。还有肛裂、痔、急性乳腺炎、下肢静脉曲张;急慢性胃肠炎、咳嗽、气喘、阳痿、内脏下垂;斑秃、白癜风、带状疱疹;乳腺增生、腱鞘囊肿、瘰疬痰核等病症。

3. 火针操作

(1)选穴:火针治疗颈椎病选穴原则同毫针选穴,根据病证不同而辨证取穴。多选风池、天柱、大杼、肩井、肩中俞、肩外俞、曲垣、天宗、肩贞、巨骨、肩髃、曲池、手三里、压痛点等颈肩背、患肢腧穴。

（2）消毒：穴区常规消毒。

（3）烧针：用乙醇灯烧针，根据针刺的深度，决定针体烧红的长度，将针烧红或发白（图 7-7）。明代《针灸大成》曰："……灯上烧，令通红，用方有功。若不红，不能去病，反损于人。"

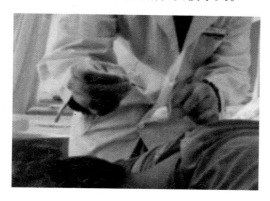

图 7-7　火针

（4）进针：迅速将针刺入穴位或病变部位，深度比针灸针稍浅。《针灸大成·火针》曰："刺针切忌太深，恐伤经络，太浅不能去病，惟消息取中耳。"

（5）出针、留针：一般快速出针，火针出针后即刻用干棉球按压一下孔眼。

（6）所取腧穴依次治疗，7d 1 次。选穴较多时，也可分两组治疗，3～4d 1 次。

颈椎病可单纯火针治疗，也可配合其他刺法。

4. 注意事项

（1）精神过于紧张、过饥、过饱、过劳、大醉等禁用火针。

（2）发热性疾病不宜用火针。

（3）血液病、糖尿病患者禁用火针。

（4）血管、主要神经分布部位不宜火针。

（5）火针治疗后当天不要洗澡。

十二、刺络放血疗法

刺络放血法又称刺血疗法，是用锋利的针刺入络脉，使之溢出一定量的血液，从而达到治疗疾病目的的一种外治法。《灵枢·寿夭刚柔》曰："久痹不去身者，视其血络，尽出其血。"颈椎病患者为颈部气血不通，血脉瘀滞所致，通过放血，去除瘀血，气血得通，新血得达，故刺络放血疗法治疗颈椎病较为适宜。

1. 刺络放血法的治疗作用

（1）活血化瘀、改善微循环：刺络放血法使瘀血随之外排而去，瘀血迅速去除，新血得以布达，血供加快，起到了活血化瘀、改善局部微循环的作用。《灵枢·针解篇》曰："菀陈则除之，出恶血也。"

（2）畅通经脉、通络止痛：刺络放血法可排出经络中瘀滞的病邪，使经络通畅，气血运行恢复正常，通则不痛，则疼痛消除。

（3）祛风逐痹、强壮筋骨：刺络放血法可使风寒湿邪随瘀血外排而出，痹阻祛除，局部血供丰富，筋骨得以充分滋润濡养而强壮，起到祛风逐痹、强壮筋骨的作用。

（4）清热解毒、消肿祛腐：刺络放血法使热毒瘀血随瘀血而外排，为热毒腐脓提供了较好的外出通道，局部蓄积瘀血随之排出，起到了清热泻火、解毒消肿、祛腐排脓、祛瘀生新的作用。

（5）调畅气机、调节脏腑：颈椎病患者脏腑功能活动失常，气化失职，气机失调，经脉气血运行紊乱，脏腑功能活动减退，刺络放血法并配以放血特定穴位，一方面使经脉郁滞得通、紊乱得除，气机升常有序，有利于脏腑功能活动的恢复，另一方面穴区的刺激，利于脏腑功能的调整，使脏腑功能趋于正常而起到镇静安神、止咳平喘、健脾和胃、疏利肝胆、补肾壮阳、调经止血、利水消肿等作用。

2. 刺络放血法的适应证

(1)运动系统疾病:颈椎病、肩周炎、腱鞘炎、腰肌扭伤、膝椎间盘突出、椎管狭窄、股骨头坏死、强直性脊柱炎等部位肌肉、骨关节病。

(2)传染性疾病:流感、流行性腮腺炎、结核病、病毒性肝炎、病毒性胃肠炎等。

(3)细菌感染性疾病:咽炎、扁桃体炎、白喉、肺炎、丹毒、败血症等。

(4)结缔组织病:风湿性关节炎、类风湿关节炎、皮肌炎、干燥综合征、筋膜炎、红斑狼疮。

(5)神经系统疾病:面神经炎、面肌痉挛、三叉神经痛、坐骨神经痛、臂丛神经痛、桡尺神经麻痹、腓总神经损伤、末梢神经炎、多发性神经炎、脊髓炎等。

(6)外科疾病:疖肿、疔疮、背疽、痤疮、蜂窝织炎、伤口感染、急性脉管炎、急慢性阑尾炎等。

(7)其他:呼吸系统、循环系统、消化系统、泌尿系统、内分泌系统等病变。

3. 选穴　一是选穴同毫针针刺法而辨证选穴。二是观察患颈项部大小络脉有否曲张、怒张,络脉显现处即为放血处;《灵枢·官针篇》曰:"刺络者,刺小络之血脉也。"三是寻找病变压痛点,压痛明显处即为放血点。颈椎病多选风池、天柱、大杼、肩井、肩中俞、肩外俞、曲垣、天宗、肩贞、巨骨、肩髃、曲池、手三里、压痛点等颈部、患肢腧穴和血络。

4. 刺络放血的操作　局部常规消毒后,用三棱针点刺出血,对于腧穴、压痛点,点刺出血后用手挤压,使瘀血尽出,也可加拔火罐5～10min,以使瘀血尽量外排,病邪尽量外排。每次放血选3～5个腧穴,病变络脉,血络尽取。放血量可达数滴、数毫升、数十毫升不等,每 2 日 1 次。

5. 注意事项

(1)有凝血机制障碍者禁用。

(2)掌握好出血量,体壮可多出血,年老体弱、贫血者少出血。

(3)孕妇、产后、月经期慎用。

(4)局部皮损者慎用。

(5)刺血后避免患处接触冷水。

十三、经 筋 疗 法

经筋疗法是黄敬伟教授发明的以发掘中医经筋学说,结合民间经筋医术,利用综合消灶-多维系列解锁施治手段而创导的一种新型非药物疗法。适用于颈椎病的治疗。

1. **经筋疗法治疗机制** 人体经筋系统由于动态活动等作用,使机体潜伏着大量筋性致病因,成为重要的致病因素,有效揭示出隐蔽于人体筋性致因"筋结"病灶体的体征类型及分布规律,创立了手式查灶法,揭示出人体筋性组织病变形成的"筋结"病灶体的"四位一体"临床表现,确立了以病灶为治疗穴位,以消除病灶为医疗手段,实现了"从筋治愈"人体难治病诊疗体系。采用针对病灶的"手法-针刺-拔罐-辅助治疗"四联疗法手段,构成了"综合消灶-系列解结-多维解锁-整体调整"的新型诊疗体系。比单一针灸、按摩法更具特色。并且有对病灶、固灶行治,保证施治准确,直达病所,有去因治病的效果等特点。有舒筋活络、理筋整复、通痹止痛的功效。

2. **经筋疗法的治疗范围** 偏头痛、颈椎病、肩周炎、周围性面瘫、中风偏瘫、神经衰弱、智力低下、小儿脑瘫、慢性疲劳综合征、慢性腰腿痛、坐骨神经痛、膝关节骨性关节炎等。

3. **经筋疗法的治疗方法** 查灶诊病,消灶治病,采用"经筋手法-针刺-拔罐-辅助治疗"的四联疗法进行治疗。治疗部位根据病症不同而辨证取穴,多选风池、天柱、大杼、肩井、肩中俞、肩外俞、曲垣、天宗、肩贞、巨骨、肩髃、曲池、手三里、压痛点等颈肩背、患肢阳性腧穴。

(1)理筋手法:以手、肘等部位为诊治工具,运用合力的方法如功钳手、掌功手、肘臂法等手法,在筋结病灶分布规律的部位上查灶诊病,按筋结病灶的分布规律进行消灶治病。颈椎病用功钳手、掌功手进行治疗,部位选取颈部、背部、肩部、上肢等腧穴、压痛点、肌肉附着点等,每日 1 次。

(2)针灸:顽固的筋结病灶,用针灸固灶行针、一孔多针的方法消灶治病。重点是颈肩部,常规消毒后,左手拇指固定施术部位有酸胀感,右手持针快速刺入,行提插捻转手法,即可有强烈的酸麻胀重沉的感觉,退至皮下朝多个方向针刺,并行提插捻转手法,皆有较强的针感,不留针,每次可将所有颈部筋结病灶都进行治疗,每日 1 次。

(3)拔罐:对经筋穴拔罐有助于排出体内寒湿邪气,利于消灶治病,对于筋结病灶都可进行拔罐,每日 1 次,每次 10min。

(4)辅助治疗:对筋结病灶采用对症的药物外用等物理疗法以增强治疗效果。

十四、肌筋膜触发点疗法

骨骼肌肌筋膜触发点是能够激惹疼痛的某一特定位置,这个位置通常可以摸到一个疼痛结节和绷紧肌纤维痉挛带,触压时有疼痛加重和局部肌肉抽搐及可能引起的远处牵涉痛。骨骼肌肌筋膜触发点是骨骼肌中可触摸的紧绷肌带中的高度敏感小点。它常常位于受累肌肉的中部或肌腹上,或肌肉与肌腱交界处,肌筋膜边缘易拉伤处,肌肉附着于骨突的部位等。

1. 颈椎病常见肌筋膜触发点

(1)颈后痛:斜方肌、夹肌、颈后肌触发点(图 7-8 至图 7-10)。

(2)背痛:斜方肌、肩胛提肌、菱形肌、夹肌触发点(图 7-8,图

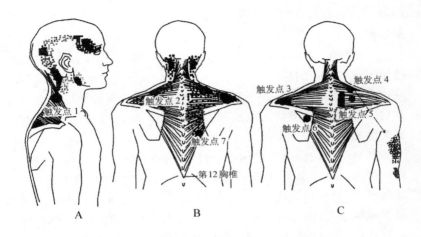

图 7-8   斜方肌触发点和牵涉痛位置

7-9,图 7-11,图 7-12)。

(3)颈外侧痛:胸锁乳突肌、斜角肌触发点(图 7-13,图 7-14)。

(4)冈上痛:冈上肌、肩胛提肌触发点(图 7-11,图 7-15)。

(5)冈下痛:冈下肌触发点(图 7-16)。

(6)上臂痛:斜角肌、冈上肌、冈下肌触发点,也可有上肢有关肌肉触发点。

2. 肌筋膜触发点的主治   头痛、颈椎病、落枕、眩晕、肩周炎、网球肘、腕管综合征、腱鞘炎、腰椎间盘突出症、第 3 腰椎横突综合征、梨状肌综合征、臀上皮神经炎、膝关节痛、踝关节周围痛、跟痛等颈肩腰腿痛。

3. 肌筋膜触发点的治疗

(1)针刺治疗:准确找到肌肉触发点位置,用针灸依次对触发点反复穿刺,多有酸痛和胀痛的感觉,可引起受累肌肉的抽搐或跳动,直到无痛为止,也可用针灸针刺入,留针 20min。

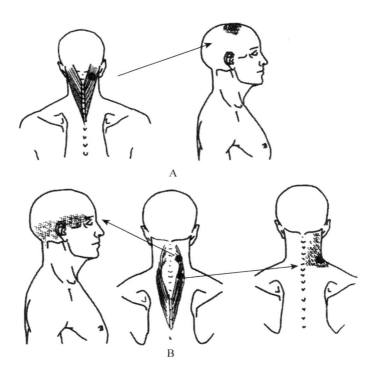

图 7-9　夹肌触发点和牵涉痛位置

　　(2)指压治疗：首先明确受累肌及其触发点的准确位置，用大拇指或者双大拇指对触发点逐渐加压按摩 2min，力量以患者能耐受为度，一般超过 4kg，然后对受累肌进行放松按摩，每日 1 次，7d为 1 个疗程。此法对较局限和较轻的触发点疗效较好。也可用其他的按摩手法对触发点进行按摩。

　　此外，也可用牵张疗法、运动疗法、药物、湿针、理疗等治疗。

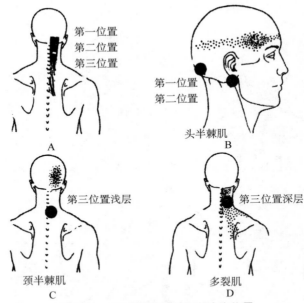

图 7-10　颈后肌触发点和牵涉痛位置

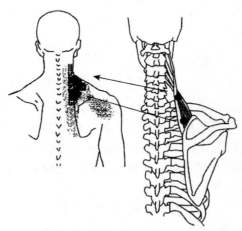

图 7-11　肩胛提肌触发点和牵涉痛位置

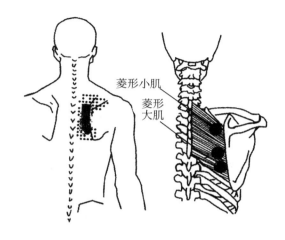

图 7-12 菱形肌触发点和牵涉痛位置

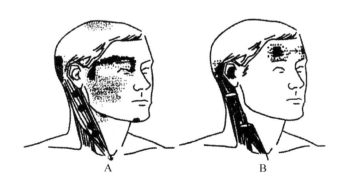

图 7-13 胸锁乳突肌触发点和牵涉痛位置

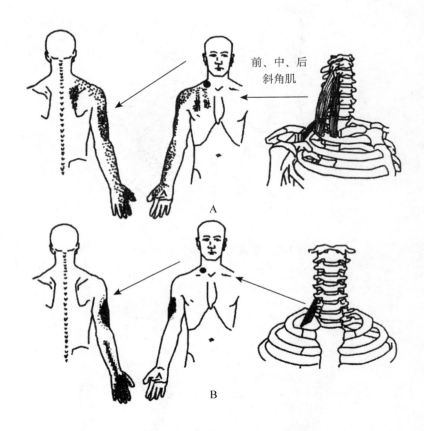

前、中、后
斜角肌

A

B

图 7-14　斜角肌触发点和牵涉痛位置

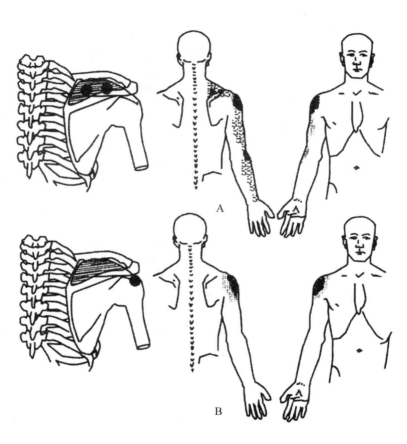

图 7-15 冈上肌触发点和牵涉痛位置

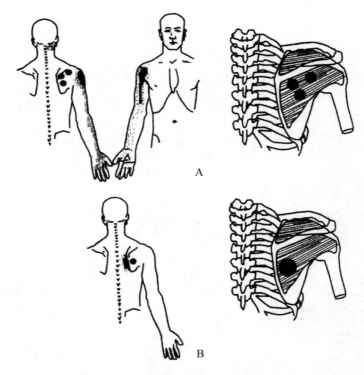

图 7-16　冈下肌触发点和牵涉痛位置

十五、皮内针疗法

皮内针又称"埋针",是将针具刺入皮内,固定后留置一定时间,利用其持续刺激作用,来治疗疾病的一种方法,是古代针刺留针方法的发展。本法可以给穴位以持续刺激,减少反复针刺的麻烦,患者还可以自己手压埋针以加强刺激,适于颈椎病的治疗。由于皮内针较细、较短,针刺时疼痛较轻,甚至没有疼痛感觉,针刺次数又少,对于年老、女性患者、畏针者较为适宜,一般用于病情不太重的治疗,对于病情较重者,可作为辅助疗法。

1. **主治** 神经性头痛、偏头痛、颈椎病、肩周炎、胁痛、腰椎间盘突出症、骨质增生、膝关节炎、腕踝关节扭伤、鸡眼等,还可应用于某些慢性疾病,如胃痛、胆绞痛、神经衰弱、高血压、哮喘、月经不调、面肌痉挛、眼睑瞤动、遗尿、尿频、痹证等。

2. **治疗部位** 治疗颈椎病选穴原则同毫针选穴,根据病症不同而辨证取穴,多选风池、天柱、大杼、肩井、肩中俞、肩外俞、曲垣、天宗、肩贞、巨骨、肩髃、曲池、手三里、压痛点等颈肩背、患肢腧穴。

3. **治疗方法** 局部常规消毒后,右手用镊子夹持针柄,对准穴位,将皮内针横行刺入皮内,将直行的全部刺入约 0.5cm,环形的留在皮外,为了便于刺入、减轻疼痛,左手将周围皮肤按紧,然后用镊子将粘有图钉型皮内的针胶,对准穴位,垂直刺入环形部分,用手按压即可(图 7-17)。

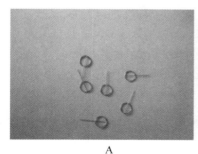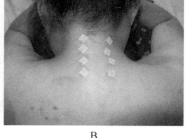

A   B

图 7-17 皮内针

4. **埋针时间** 一般 3～5d 为宜。秋冬天时间适当长点,夏天适当短点。同一穴位起针后 1 周可再次埋针,不同穴位可以连续进行。若为疼痛疾病,埋针时间以疼痛缓解为度,不一定持续数日。

5. **注意事项**

(1)埋针处不宜沾水,以免感染。夏季多汗时,要检查埋针处有无汗浸、皮肤发红等。

(2)埋针要选择易于固定和不妨碍肢体活动的穴位。

(3)埋针后,患者感觉刺痛或妨碍肢体活动时,应将针取出重埋或改用其他穴位。

(4)溃疡、炎症等部位禁用。

(5)出血性疾病禁用。

十六、埋 线 疗 法

埋线疗法是通过埋线针,将羊肠线等埋入腧穴,经过针具和药线在穴位内持续产生的物理和化学作用,将其刺激信息、能量及中药通过经络传入体内,而达到治疗疾病的一种治疗方法。埋线疗法适于颈椎病的治疗,多用于颈椎病不太重、病程较长的治疗,对于疼痛较重、难以忍受者,多作为辅助疗法。

1. **主治** 多用于哮喘、胃炎、胃痛、腹泻、遗尿、尿失禁、糖尿病、面瘫、癫痫、颈椎病、肩周炎、腰椎间盘突出症、强直性脊柱炎、股骨头缺血坏死、痿证及脊髓灰质炎后遗症、神经官能症等。

2. **选穴** 埋线治疗颈椎病选穴原则同毫针选穴,根据病症不同而辨证取穴。多选风池、天柱、大杼、肩井、肩中俞、肩外俞、曲垣、天宗、肩贞、巨骨、肩髃、曲池、手三里、压痛点等颈部、患肢腧穴。每次选穴较体针少,约为 5 个穴位,穴位较多时,可分组选取,年轻、体质较壮者,可多选腧穴,年龄较大、体质较弱者,宜少取腧穴。

3. **操作方法** 局部皮肤常规消毒,戴无菌手套,以 0.5%～1%利多卡因麻醉,镊取一段 1～$2cm$ 长已消毒的羊肠线,放置在用特制的埋线针或腰椎穿刺针针管的前端,后接针芯,左手拇指及示指绷紧或捏起进针部位皮肤,右手持针,刺入到所需的深度;出现针感后,边推针芯,边退针管(图 7-18),将羊肠线埋植在穴位的皮下组织或肌层内,针孔处覆盖消毒纱布。15d 1 次,下次可选已选的点,也可重新选点。由于刺激损伤及羊肠线(异性蛋白)刺激,在 1～5d 内,局部可出现不同程度红、肿、痛、热等无菌性炎症反应。少数病例反应较重,切口处有少量渗出液,属正常现象,一般不需处理。

　　4. 注意事项

　　(1)严格无菌操作,防止感染。

　　(2)2d 内不要沾水,以防感染。

　　(3)发热患者不宜埋线。

　　(4)埋线最好埋在皮下组

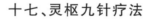

图 7-18　埋线针

织与肌肉之间,肌肉丰满的地方可埋入肌层,羊肠线不可暴露在皮肤外面。

　　(5)根据不同部位,掌握埋线的深度,不要伤及内脏、大血管和神经干,以免造成功能障碍和疼痛。

　　(6)皮肤局部有感染或有溃疡时不宜埋线。肺结核活动期、骨结核、严重心脏病或妊娠期等均不宜使用本法。

十七、灵枢九针疗法

(一)九针

　　九针,为古代九种针具的总称,名出《黄帝内经》,即镵针、员针、锟针、锋针、铍针、员利针、毫针、长针和大针。《灵枢·官针》曰:"九针之宜,各有所为;长短大小,各有所施也,不得其用,病弗能移。"九针的形状各异,据情选用,方可去病。

　　1. 镵针　《灵枢·九针论》曰:"一者,天也。天者,阳也。五脏之应天者肺,肺者,五脏六腑之盖也,皮者,肺之合也,人之阳也。故为之治针,必以大其头而锐其末,令无得深入而阳气出。"(图 7-19)

　　镵针的刺法:①毛刺,就是针刺皮肤浅层痹证,刺皮而不伤肉。

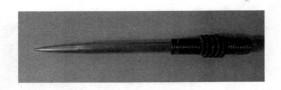

图 7-19 镵针

②半刺，就是浅刺，但发针要快，不损伤肌肉，好像拔去毫毛一样，可以疏泄皮气，这是和肺脏相应的刺法，专门扎皮肤反应点、异常之处，浅浅的轻轻挑刺一下。

2. 员针 《灵枢·九针论》曰："二者，地也。人之所以应土者，肉也。故为之治针，必筩其身而员其末，令无得伤肉分，伤则气得竭。"《灵枢·九针论第七十八》曰："二曰员针，取法于絮针，筩其身而卵其锋，长一寸六分，主治分间气。"（图7-20）

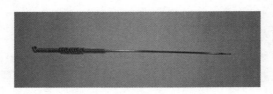

图 7-20 员针

员针的刺法：①分刺，针刺肌肉和肌肉筋膜之间凹陷间隙处。②合谷刺，分肉之间刺入，提至皮下，左右、上下各斜刺一针，像鸡爪状。

3. 锃针 《灵枢·九针论》曰："三者，人也。人之所以成生者，血脉也。故为之治针，必大其身而员其末，令可以按脉勿陷，以致其气，令邪气独出。"《灵枢·官针第七》曰："病在脉，气少，当补之者，取以锃针于井荥分俞。"（图7-21）

锃针多用于点按穴位之用。

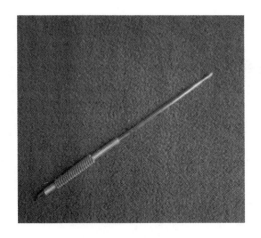

图 7-21 鍉针

4. 锋针 《灵枢·九针论》曰："四者,时也。时者,四时八风之客于经络之中,为瘤病者也。故为之治针,必筩其身而锋其末,令可以泻热出血,而瘤病竭。"《灵枢·九针十二原第一》曰："四曰锋针,长一寸六分……锋针者,刃三隅以发痼疾。"锋针也叫三棱针,用于瘀络刺血、拍打刺血、穴位刺血、排淤刺血等(图 7-22)。

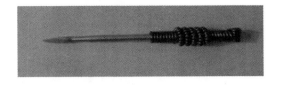

图 7-22 锋针

锋针的刺法:①络刺法,就是刺皮下浅部的小静脉以出淤血。②赞刺法,直入直出,数发针而浅之出血,详见刺络放血疗法。

5. 铍针 《灵枢·九针论》曰："五者,音也。音者,冬夏之分,分于子午,阴与阳别,寒与热争,两气相搏,合为痈脓者也。故为之治针,必令其末如剑锋,可以取大脓。"《灵枢·官针》曰:"铍针者,取法于剑锋,广二分半,长四寸;其必广二分半长四寸,末如剑锋者,取其能开通也。"(图7-23)

铍针多用于排脓。

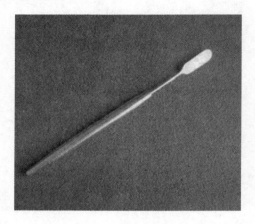

图 7-23　铍针

6. 员利针　《灵枢·九针论》曰:"六者,律也。律者,调阴阳四时而合十二经脉,虚邪客于经络而为暴痹者也。故为之治针,必令尖如牦,且员且锐,中身微大,以取暴气。"《灵枢·官针第七》曰:"病痹气暴发者,取以员利针。"(图7-24)

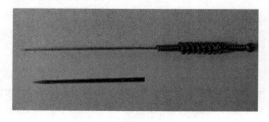

图 7-24　员利针

员利针的刺法：①关刺，直刺四肢关节的筋上治疗。②恢刺，直刺筋脉的旁边，顺经络方向向前向后做抬举的针法，可以治筋痹。

7. 毫针　即现代我们所说的针灸针。

8. 长针　《灵枢·九针论》曰："八者，风也。风者，人之股肱八节也。八正之虚风，八风伤人，内舍于骨解腰脊节腠理之间，为深痹也。故为之治针，必长其身，锋其末，可以取深邪远痹。"《灵枢·九针十二原第一》曰："长针者，锋利身薄，可以取远痹。"（图 7-25）

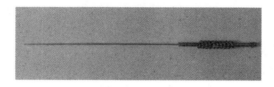

图 7-25　长针

长针的刺法：①短刺，治疗骨痹病，缓慢进针，同时稍稍摇动针体，使针渐渐深入骨部，然后再上下提插摩擦骨部。②输刺，是直入直出，刺入深到骨的附近，可治疗骨痹之证。

9. 大针　《灵枢·九针论》曰："九者，野也。野者，人之节解皮肤之间也。淫邪流溢于身，如风水之状而溜，不能过于机关大节者也。故为之治针，令尖如梃，其锋微员，以取大气之不能过于关节者也。"《灵枢·官针第七》曰："病水肿不能通关节者，取以大针。"（图 7-26）

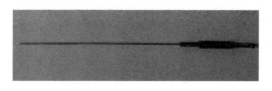

图 7-26　大针

大针的刺法:关刺,直刺四肢关节的附近,治疗筋痹,可用于膝关节、髋关节积液的治疗,直刺关节囊左右,以通透关节囊,使积液有一个通道慢慢吸收。

(二)颈椎病的灵枢九针治疗

1. 颈型颈椎病 患者取俯卧位,常规消毒。

(1)员利针:肩井、天髎、风池关刺针法刺之。颈部取穴一般用0.8cm直径的员利针即可,员利针每周1次,3次为1个疗程。

(2)镵针:局部皮肤反应点即白色、褐色、红色、党参花样异点,行毛刺法、半刺法,挑出白色纤维。镵针治疗每周1次,3次为1个疗程。

(3)员针:大椎穴,锋针开皮后,用1.5cm的员针从大椎向风池、风府、天髎穴浮刺通透。颈部大椎穴有组织增厚者(即颈部大椎穴处局部肥厚,毛孔粗大捏之坚硬),在患处下方取穴,员针向增厚发硬处成扇形皮下浮刺,员针治疗每周1次,一般1~2次即可治愈。

2. 神经根型颈椎病 患者取俯卧位,常规消毒。

(1)镵针:颈肩背皮肤反应点即白色、褐色、红色、党参花样异点,行毛刺法、半刺法,挑出白色纤维为佳,可以在局部拔罐排出淤血,镵针每周1次,3次为1个疗程。

(2)员利针:第2—第7颈椎夹脊穴、肩井、天髎、风池穴关刺针法刺之。天宗穴员利针行恢刺法,以针感传导到上肢患处为佳。员利针每周1次,3次为1个疗程。

(3)锋针:上肢、手指麻木者,锋针在相应经络的井穴点刺放血,多条经络者,可同时放血。

(4)毫针:后溪透三间、液门透中渚行强刺激手法。

3. 脊髓型颈椎病 患者取俯卧位,常规消毒。

(1)镵针:后背督脉与膀胱经找到皮肤反应点,即白色、褐色、红色、党参花样异点,行毛刺法、半刺法,挑出白色纤维为佳,可局部拔罐排出淤血。镵针治疗每周1次,3次为1个疗程。

(2)员针:大椎穴,锋针开皮后从大椎向风池、风府、天髎穴浮刺通透。筋缩穴,锋针开皮后用员针向至阳穴与命门穴浮刺通透。腰阳关穴,锋针开皮后用员针分别向悬枢、长强浮刺通透,员针治疗每周 1 次,3 次为 1 个疗程。

(3)员利针:颈椎夹脊穴行关刺法,胸椎与腰椎夹脊穴毛孔粗大及皮肤色素异常处、条索或压痛处,用关刺针法以解除局部经筋挛缩,员利针每周 1 次,3 次为 1 个疗程。

4. 椎动脉型颈椎病　患者取俯卧位,常规消毒。

(1)员利针:风池透风池、肩井穴、天髎穴,行关刺针法,员利针每周 1 次,3 次为 1 个疗程。

(2)员针:大椎穴,用锋针开皮后从大椎向风池、风府、天髎穴浮刺通透,员针治疗一般 1 次即可。

5. 交感神经型颈椎病　患者取俯卧位,常规消毒。

(1)镵针:后背督脉与膀胱经的颈胸段心俞、至阳穴、筋缩、大椎附近反应点即白色、褐色、红色、党参花样异点,行毛刺法、半刺法,挑出白色纤维为佳,可局部拔罐排出淤血。镵针治疗每周 1 次,3 次为 1 个疗程。

(2)员利针:颈椎夹脊穴、肩井、天宗、心俞、厥阴俞,行关刺法,员利针每周 1 次,3 次为 1 个疗程。

(3)员针:大椎穴,锋针开皮后用员针从大椎向风池、风府、天髎穴浮刺通透。员针治疗一般 1 次即可明显改善症状。

十八、意象手针疗法

意象手针来源于中医学的取象比类、生物全息理论,以及笔者对全息针灸、八字针灸、董氏奇穴等针法的总结、升华。

意象是"意"与"象"的统一,象是意的形式,象负载意,意是象的内容,意蕴象中。意象思维即把形象、征象、意象相同、相通、相似、相感者归为同类,其类的划分是建立在对大量象观察筛选,对事物内涵分析、对事物现象乃至本质进行逻辑类推。概括归纳,从而确定其抽象性,找出它们共同性基础上,再借一定形式加以标识。

1. **意象手针机制** 意象手针就是通过意象思维及全息理论把手部取象为一个人体,手掌看作人体的腹面,手背看作人体的背面,拇指看作头部,第 1 掌骨看作颈部,第 2 掌骨看作肩胛骨,第 3 掌骨看作胸部,第 4 掌骨看作髋部,第 5 掌骨看作骶部,示指看作上肢,中指看作躯干,环指看作下肢,小指看作尾椎(图 7-27)。

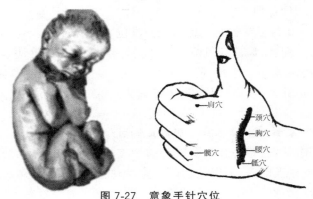

图 7-27 意象手针穴位

2. **意象手针治疗方法** 见图 7-28。

(1)神经根型颈椎病取穴:第 1、第 2 掌骨之间为颈椎穴,示指掌指关节为肩穴,颈椎穴针感向示指传导为佳,每日 1 次。

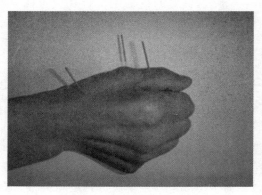

图 7-28 颈椎病的意象手针

（2）椎动脉型颈椎病取穴：第 1、第 2 掌骨之间为颈椎穴，拇指为头穴，拇指掌侧为面部，拇指背侧为后头部，颈椎穴针感向拇指传导疗效好，可以解除头晕、头痛等症状。

（3）颈型颈椎病取穴：第 1、第 2 掌骨之间的颈椎穴。

十九、八字针灸疗法

八字针灸疗法是在"阴阳、相对、平衡、反应"八个字的指导下，掌握人体的各种疾病并了解在各个部位所发生的原因与治疗的方法，通过"定位"规律和"以针刺为主的反击方法"，能在瞬间达到消退各种病痛的一种治疗方法。八字针灸疗法的发明者李柏松先生通过《针灸大成》《医宗金鉴》《黄帝内经》等中医经典的学习总结，在历尽数十年的临床与研究后创研而成。

1. 八字针灸疗法机制

（1）八字针灸疗法阴阳的概念：①方位概念；②生物电的概念；③人体的阴阳总概念。

（2）八字针灸疗法方位的概念：①上阳下阴；②背阳腹阴（即后阳前阴）；③左阳右阴；④外阳内阴；⑤四肢中，手掌连胳膊肚面为阴，足背顺连腿前为阴，反之为阳（图 7-29）。

（3）八字针灸疗法相对是指病点与治疗点的相对关系，把人看成有生命力的四维生物体，而不是二维的物体。相对的原则是"阴病阳治、阳病阴治"，具体内容：①上病下取；②下病上取；③左病右取；④右病左取；⑤后病前取；⑥前病后取；⑦内病外取（图 7-30）。

（4）八字针灸疗法中的平衡是身体局部发生病变的内因，是局部"自然物质"失调而撤走的结果，"自然物质"离去造成了身体的不平衡。"自然物质"离去的地方有规律可循，失去的地方是有"定向"和"定处"的，根据"定向"与"定处"的特性，再通过刺激，会立即返回原位（病患部位），八字疗法治病的原理就是让离走的"自然物质"回到原来的地方，从而恢复机体的平衡，这样的点就是平衡点，也就是治疗点（图 7-31）。

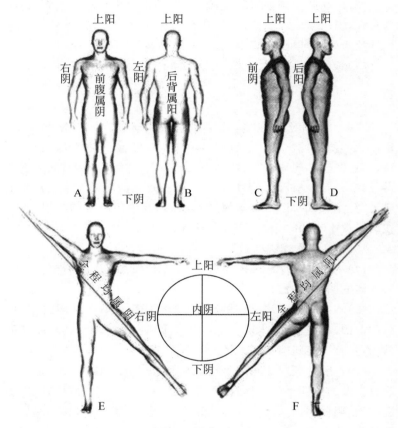

图 7-29　八字阴阳图

在八字针灸疗法中,病点与治疗点之间必须同本体的中心点是一个垂直线,无论是一个椭圆体还是一个长方体,在本体总面积中,必须形成一个 1/2 的平衡相等的各半面积。

(5)八字针灸疗法中的反应是指任何事物的内在变化,都有其各种形式的外在反应。疾病发生后,除了在病灶区发生疼痛等,还可在身体某些部位发生结节、压痛点等反应,但是有些外在表现并

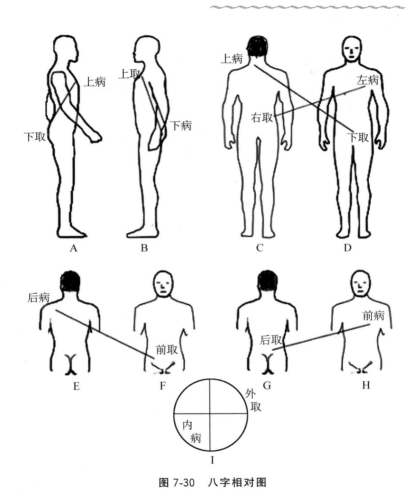

图 7-30　八字相对图

不是显示出来的。在八字针灸疗法中,找准基本平衡点后,在基本平衡点处用乙醇棉球反复擦洗,即可出现不规则的红点或红块状,就是八字针灸疗法的反应区或反应点。在这些反应点或反应区最明显的中间施针,可以得到明显的治疗效果。只要定位准确,刺激适当,往往效如桴鼓。

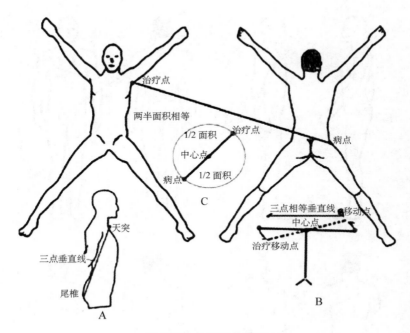

图 7-31 八字平衡示意

(6)八字针灸疗法的脏腑经络观

①脏腑观:由于疾病与人体脏腑均有着不可分割的关系,人体是以脏腑为中心的有机统一体,所以八字疗法以中医学的整体观念、辨证论治为指导思想。如肝在胁下,胆附于肝,两者互为表里。肝主筋,司全身筋骨关节之伸屈;肝主疏泄,其志为怒,与精神情志的疾病调节密切相关;肝藏血,与血液循环密切相关;其华在爪甲,开窍于目。肝为风之脏,主升主动,喜条达,恶抑郁。五行属木,其色为青。喜酸味,其液为泪。临床上见到与此相关的疾病,必须从肝而治。如肝司全身筋骨关节,若膝关节拘挛失用,单纯治疗反应区,就易反弹,疗效不稳。这时若加用肝相应区及上行关节相应区,效果就显著。肝病、胆病、眼病、情志病、妇科病等,均宜用之。

其他脏腑病变,也同样适用,病情复杂者,不但脏腑本身,脏腑之间受五行生克乘侮相互影响,也应相其他脏腑穴位。

②经络观:人体是通过经络联系的有机整体,各经络之间、经络与组织之间相互联系、相互影响,从经络角度考虑,肝脉起于踇趾,环阴器,过少腹,夹胃,属肝络胆,布胁肋,循咽喉,连目系,上巅顶。这些部位病变于肝,必须在相应的肝反应区予以协同治疗。与其相表里的经脉、同名经也要协同治疗。关于任督二脉,因其总管人身阴阳之气,也是非常关键的经络。

可见临床上的病证,一般很少单纯出现,多虚实夹杂、错综复杂。单独针对某一反应区或某一脏治疗,也不利于疗效的巩固。我们必须强调整体观念,持顺相互之间的关系,按照主次程序,设置符合病情的治疗方案,才会取得更佳疗效。病情有急有缓、有标有本,治疗不可齐头并进,急症宜先治,靶目标明确,症状缓和后或慢性病,则标本兼治,对于正气虚弱患者,首先要调理气血化生之源(脾胃)。

八字疗法是以阴阳、相对、平衡、反应为大纲,以阴阳平衡为目的,由于阴阳是机体内对立又统一的两个方面,故八字针灸疗法以针对不同性质的病变,阴病治阴,阳病治阳。

2. 八字针灸疗法治疗方法

(1)颈型颈椎病取穴:患者取仰卧位,常规消毒,先取大椎、命门毫针点刺,不留针,再用 0.5 员利针或刃针点刺颈椎对应区曲骨(把曲骨取象为颈椎从下至上依次为第 1—第 7 颈椎)。

(2)神经根型颈椎病取穴:患者取仰卧位,常规消毒,先取大椎、命门毫针点刺,不留针,再用 0.5 员利针或刃针点刺颈椎对应区曲骨,再用乙醇棉擦拭腹股沟区出现红色反应点,员利针点刺,3d 治疗 1 次。

(3)椎动脉型颈椎病:患者取仰卧位,常规消毒,先取大椎、命门毫针点刺,不留针,再用 0.5 员利针或刃针点刺颈椎对应区曲骨,然后再取头部印堂、百会员利针点刺,不留针,长强穴员利针深刺三寸,不留针,3d 治疗 1 次。

(4)交感神经型颈椎病取穴:患者取仰卧位,常规消毒,先取大椎、命门毫针点刺,不留针,再用 0.5 员利针或刃针点刺颈椎对应区曲骨,交感神经型颈椎病症状复杂,临床可根据症状辨证取穴,头痛、头晕长强员利针刺 3 寸,不留针,有心脏症状第 4 腰椎棘突附近乙醇棉擦拭,见到红色反应点用员利针点刺到骨膜,上肢症状者在腹股沟区及下肢对应区域用乙醇棉擦拭,出现红色反应点处员利针点刺。

二十、筋针疗法

筋针疗法是南京中医药大学刘农虞教授挖掘古灵枢而创立的用以治疗经筋病变的新疗法,简便、安全、微痛、高效,患者乐于接受,可作为颈椎病的常规治疗方法。

(一)治疗原理

经筋包括筋膜、肌腱、韧带、肌肉、神经等,是十二经脉之气"结、聚、散、络"于筋肉、关节的体系,具有联络四肢百骸、主司关节运动的作用,《素问·痿论》:"筋主束骨而利机关也。"其起于四末,向心性分布;分布于体表,又深入体腔;分支于头面、躯干,加强管窍、体腔的联系。经筋禀卫气,始发于足太阳,为卫气输布之处,由卫气温养而发挥"柔则养筋"的功能活动。经筋为病是由于正气虚弱,卫气不布或不足,不能发挥"循皮肤之中,分肉之间,熏于肓膜,散于胸腹(《素问·痹论篇第四十三》)"的功能,腠理空虚,风邪加寒湿乘虚侵袭,入腠袭筋,卫气与邪气结聚于筋,气津不布,营卫气血运行受阻,痹阻筋骨所致,治疗通过针刺疏调经筋、宣导卫气、气血运行恢复正常,使卫宣邪散津布。

(二)治疗病症

经筋病症,包括筋性痹病、筋性窍病、筋性腔病。筋性痹病以疼痛、运动障碍为主要表现的运动系统、神经系统疾病,包括颈椎病、落枕、肩周炎、上肢肌腱炎、网球肘、腱鞘炎、腕管综合征、背肌筋膜炎、胸椎后小关节紊乱、肋间神经痛、腰椎间盘突出症、第 3 腰椎横突综合征、腰扭伤、腰臀筋膜炎、肥大性脊柱炎、股骨头缺血坏死、膝关节增生症、髌骨软化症、髌下脂肪垫损伤、膝部滑囊炎、下肢肌腱炎、损伤、踝扭伤、跟骨刺、跟腱炎等。筋性窍病包括头面五官、前后二阴经筋病变,如头痛、眩晕、三叉神经痛、面瘫、中风(卒中)、耳鸣、颞颌关节紊乱症等。筋性腔病为分布于胸腹腔的经膜病变。

(三)治疗方法

1. 治疗部位

(1)常规取穴部位

以痛为腧:压痛点为主要治疗部位,可为一般体位压痛,也可为特殊功能部位压痛,如肌肉抗阻力诱发疼痛。

以结为腧:结为经筋病灶的阳性反应物,多为结节状、条索状、颗粒状等,可有轻压痛,也为主要治疗部位。

以舒为腧:按之舒适、疼痛减轻处也为治疗部位,如《灵枢》"按之快然""按之痛解",筋针治疗效果更为明显。

肌筋膜触发点:肌筋膜触发点是由肌肉紧张引起的,以特殊方式如自发、触按、运动等引起或放射痛,也作为取穴点。

神经节段:对于上述取穴部位不明显者,可根据神经节段在背腰脊柱旁开 0.5～1.5 寸选取筋穴。

(2)颈椎病取穴部位

同侧颈$_{1\sim7}$脊柱旁开 0.5～1.5 寸处、肩胛骨内侧缘、肩胛冈、上肢、后枕部等,多在手足三阳经筋,循经筋寻找压痛点、筋结点,活动可诱发疼痛或显露病位,即为治疗部位。

2. 具体治疗方法　取端坐位、俯卧位、侧卧位,局部常规消毒后,以 0.3mm×30mm 的毫针或筋针进针,颈项部沿皮下向上纵刺或向后横刺,肩背部沿皮下向脊柱方向横刺,上肢沿皮下向上纵刺,颈枕部沿皮向下纵刺或向内横刺,向里运针 25～35mm,进针微痛,运针、行针过程中基本没有感觉,更没有酸麻、胀重、沉痛等针感,如有酸麻、胀重沉则说明针刺过深,如有疼痛则说明针刺过浅,均应调整进针深度,行针后嘱患者活动颈肩部,不行针也可活动针刺部位,症状多有明显减轻,以疼痛减轻为准,如没有减轻则应调整针刺方向,直到疼痛减轻为止,留针 20~30min。下次治疗有的治疗部位好转已不敏感,应进一步检查以确定新的治疗部位,每 2 日 1 次,5 次为 1 个疗程。

二十一、小周天疗法

小周天疗法是以修炼小周天过程中感觉不易通过的部位(穴位)为主要治疗部位,以微铍针、员针等为治疗针具,通过调节、疏通小周天,进而调节十二经脉、脏腑及全身,用以防治疾病的方法。小周天疗法手法较重,为治疗疑难病症的较好疗法,可用于较难治颈椎病的治疗,尤其是脊髓型,多可获得较好疗效,可免受手术之苦。

(一)小周天的循行

小周天的循行从气海(下丹田)—会阴(阴窍)—长强(尾闾)—命门—至阳(夹脊)—大椎—风府(玉枕)—百会(泥丸宫)—印堂(上丹田)—直下素髎或分两股—左右目珠—左右承泣(眼下)—左右面颊—舌尖(鹊桥)—天突(重楼)—膻中(中丹田)—鸠尾—神阙—气海(下丹田)一周,往复循行,因其循行范围相对较小,故称小周天。

(二)小周天的功能

小周天由任督二脉组成,其功能为任督二脉功能的复合、提升,功能远大于任督二脉。

1. 独立循环、自成一体　小周天从下丹田出发,向下经会阴,过肛门向后,向上沿脊椎督脉通过尾闾、夹脊和玉枕三关,到头顶泥丸,再由两耳颊分道而下,会至舌尖,与任脉相接,沿胸腹正中向下还丹田循环一周,督脉主升,任脉主降,如此往复进行,独立存在,自成一个体系,为人体最基本的循环系统,也是机体调节的基本单位,也为针刺治疗的基本单位。由于其循行路线最短、循环简单,调整速度快捷、高效,故治疗反应快捷,见效迅速,疗效好。

2. 督领阴阳、统摄全身 小周天之任脉走行在人体前正中,总调全身的阴经,统摄全身阴气和气血,为"阴脉之海""总任诸阴",督脉走行在人体后正中,督领全身的阳经,统摄全身阳气和真元,为"阳脉之海""总督一身阳经",其统摄阴阳经是通过任督二脉与十二经多次、反复交会、相邻循行、脉气相通实现的,是统摄、督领阴阳经的总枢纽。

3. 机体通道、运行气血 小周天由任督二脉组成,为经络的主干,是气血运行的通道,由于其为机体最主要、最直接、口径最大的经络,故有"任脉主血,督脉主气,为人体经络主脉"之说。相对于整个经络系统,小周天之任督二脉,也是气血运行最主要的通道,为气血运行的"高速公路"。

4. 沟通联络、调节机体 小周天能统摄诸经,是机体沟通协调的中心。同时任督二脉也是感应刺激、传导信息的中心,能调节人体的功能活动,使之保持协调、平衡。

5. 贮藏精气、营养机体 小周天修炼过程中,气血不断积聚,达到一定程度,满则溢,有突然通的感觉,说明不但为气血运行通道,还为气血积聚之处、储藏之处,犹如宽窄不等的河道,也如带有湖泊的河道,真气充实于小周天通道中,有一定的储藏精气血的功能。

6. 络属于肾、化生元气 《奇经八脉考》:"医书谓之任、督二脉,此元气之所由生,真息之所由起。"小周天化生元气是通过肾主元阴、元阳,为先天之本,而小周天之任督二脉与肾关系密切、经脉相连、脉气相通、互相络属、小周天内充实真气而实现的。

7. 内设关窍、调节气血、抵御外邪 小周天之任督二脉根据机体的形态结构形成了一些关窍,为机体进化的结果,这些关窍口径稍小,但关窍前容积较大,储蓄了气血,对气血的运行有一定的控制、调节作用,为机体的调节机构。外邪侵袭机体,顺经络而入,关窍又是护卫机体、抵御外邪入侵、正邪斗争的关键场所,参与了抵御外邪、驱逐外邪的过程。

8. 反映证候、助诊病情　小周天循行路线上的关窍、穴位为正邪斗争的关键场所,也是气血易于聚结、郁结、郁滞的场所。气血的聚结、郁结、郁滞,使局部血运异常,带来局部的病理改变,既可出现内部的变化,也可出现体表的变化,体表可以出现一些结节状、条索状反应物,可出现压痛、敏感、高起、凹陷等,皮肤也可出现色素沉着、粗糙、出血点改变等。根据这些变化,可以帮助发现病变所在,帮助诊断病情,并可帮助判断疾病的性质,病位所在即治疗所在,也可为治疗提供参考依据。

(三)治疗作用

1. 针刺穴位、调节经络　小周天之穴位,多是任督二脉的主要穴位,是经气易于郁积、郁滞、阻滞之处,既是病变部位,也是治疗之处。通过对小周天穴位运用不同针具、不同手法的治疗刺激调节,使郁积、郁滞、阻滞之处疏通。小周天的穴位,皆具有全身整体治疗作用,即每个穴位可调节全身,治疗全身性病变,同时又有一定的局部治疗作用,用于局部病变的治疗。

2. 疏导郁滞、助力运行　员针疏导前后正中线任督二脉过程中,感到有连续的"串珠"样的突破感,说明通过疏导,阻塞之处即可被突破、贯通,气血郁积、郁滞解除,经脉通畅,气血运行正常,与小周天运行同向,疏导的方向性,也帮助、促进、加强、助力小周天的运行,不但疏通小周天,而且加快了小周天的运行。

3. 松解疏通、扩大关口　三关、三丹田、关窍等穴位为小周天运行中的关卡、关口、狭窄处,是经气郁积、郁滞处,气血易于阻塞处,也是经气运行调节处,打开关卡、松解、疏通关卡是治疗的关键所在。微铍针适度切割松解,不但强烈刺激了关卡的调节功能,使气血运行通过调节趋于正常,同时使关口放松,关口口径不同程度的扩大,关口更加通畅、高效,任督二脉气血运行通道变宽、变通畅,阻塞减少,郁积、郁滞消失,阻塞得以疏通,气血运行更为通畅。

较其他部位相比,前后正中部位的松解,两侧的牵拉力一直保持相同,对两侧组织的影响相等,避免了两侧因牵拉力的不相等、不平衡而产生新的病理改变、疾病产生,利于疾病的康复和整个机体的阴阳恢复平衡。

4. **切割松解、修正经脉**　对狭窄、弯曲等异常处,进行切割松解,可松解狭窄、调整弯曲、调节功能,实施功能和物质基础的"再造",使之变宽、变直,修正经脉,畅通经脉。

5. **针刺五体、调节脏腑**　五体由五脏所主,与组织器官有着密切关系,脏腑病变可以反映到五体,出现五体症状,五体病变也可影响脏腑,出现脏腑、组织、器官症状,因此可通过调整脏腑治疗五体病变,也可通过针刺五体治疗脏腑、组织、器官病变,这就是针刺等疗法治病道理所在。微铍针前后正中线的切割治疗、员针的分刺,首先刺入的是皮,通过皮肤调整肺的功能活动,其次是筋,通过切割,使筋得到松解,消除紧张,经脉通畅,使"主束骨而利机关"功能恢复正常,亦调整了肝的功能,最后刺到的是骨,通过对骨的强刺激,调整肾的功能活动。脉无处不在,调节皮筋时,脉也得以调节,通过脉调节了心的功能,在刺筋、骨时,也不同程度地刺激肌肉,同时筋的松解,缓解了对肌肉的牵拉刺激,使肌肉放松,间接调整了肌肉,通过脉、肌肉调节了脾的功能。脏腑得以调节,则全身得到调节。

6. **疏导营卫、调节气血**　《灵枢·刺节真邪第七十五》:"用针之类,在于调气,气积于胃,以通营卫,各行其道。"营卫循行于脏腑经脉,尤其任督二脉,营卫失常可出现脏腑功能失常病证,针刺小周天之任督二脉的组织,对营卫具有调节作用,可治疗脏腑功能失常的病症。员针通过对任督二脉皮下组织"分肉"的浮刺通透松解,有疏通调节卫气、小周天的作用,使卫气疏通。微铍针对前后正中线任、督二脉的切割松解、员针的分刺,也有疏通小周天、调节营气的作用,使营气疏通,通过营卫的输布、运行的调节,对脏腑、经络、组织等进行调节,从而达到治疗目的。

7. 调理脏腑、平衡阴阳　小周天循行于前后正中线,前为胸腹(为阴),后为腰背(为阳),且为阴阳的中线,为调节阴阳的最佳部位,通过前后正中线的刺激,可使阴阳恢复动态平衡,不但调节本身阴阳,还可调节十二经阴阳、整个机体阴阳。

(四)治疗病症

1. 内科系统疾病　卒中后遗症、头痛、眩晕、郁证、失眠、老年痴呆、面瘫、面肌痉挛、三叉神经痛、冠心病、哮喘、慢性胃炎、十二指肠溃疡、溃疡性结肠炎、便秘、前列腺炎、阳痿。

2. 骨伤科疾病　颈椎病、肩周炎、网球肘、腰椎间盘突出症、腰椎管狭窄症、股骨头缺血坏死、膝关节骨性关节炎、慢性膝关节滑囊炎。

3. 其他　类风湿关节炎、强直性脊柱炎、痛风、耳鸣、过敏性鼻炎、鼻窦炎、咽痛、痛经、乳腺增生、不孕、更年期综合征、带下病、银屑病、带状疱疹后遗神经痛、痔疮、小儿多动症。

(五)治疗方法

1. 治疗穴位　三关、三丹田、关窍等(图 7-32),作为小周天治疗的主要部位,这些穴位不同于任督二脉普通的腧穴在棘突间的凹陷处,而是多在高起处,在骨上或棘突上,此处应力较高、较集中,易于损伤,为病变部位,也为治疗部位,穴位可为一个点,也可为一定区域(图 7-33),病重者或疑难者不但治疗后面督脉,同时治疗前面任脉,任督二脉前后同治。

2. 刺法　取坐位、俯卧位、仰卧位,常规消毒后,局部麻醉,依次选取三关、三丹田治疗。如玉枕关微铍针快速刺过

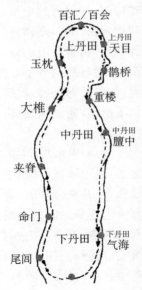

图 7-32　小周天关窍图

皮肤,朝内上方纵行切割至骨,进行充分的纵行、横行切割松解;尾闾关微铍针快速刺过皮肤,朝内上方纵行切割至尾骨尖,进行充分的纵行、横行切割松解。症状即可缓解。其次在天突、大椎、百会、颈椎棘突等处进行治疗。每日 1 次,每次 1～2 穴。员针顺督脉颈部皮下疏通,5d 1 次。病情较轻者 2～3 次可愈,较重者尤其是脊髓型颈椎病需多次甚至 10 余次治疗。

　　3. 小周天疗法取穴特点

　　(1)穴位少而精、易于掌握,小周天主穴 6 个,常用穴位 10 多个,每次取穴 1～2 个,选穴较单纯,也易于掌握。

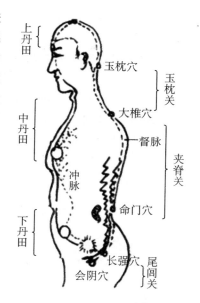

图 7-33　三关范围

　　(2)以督脉穴为主,兼顾任脉。

　　(3)有整体治疗作用,兼有部分局部治疗作用。

　　(4)穴区可以是凹陷处,也可以是高起处。

　　(5)督脉腧穴针尖朝上,任脉腧穴针尖朝下。

　　(6)每次选一个体位。

(六)注意事项

1. 严格消毒,以防感染。

2. 发热患者禁用。

3. 颈部治疗不可过深,以防损伤蛛网膜、延髓、脊髓。

4. 术前必须摄 X 线片或行 CT 检查,以诊断是否有骨质破坏、蛛网膜颗粒或骨质疏松。对于肿瘤、结核等骨质破坏及蛛网膜颗粒、骨质疏松者,局部要慎用。

5. 血友病、再生障碍性贫血等出血疾病不能做微铍针,以防造成出血。

6. 局部有皮损或感染者不能做微铍针,以防发生感染。

7. 有高血压、心脏病要慎用微铍针,以免出现并发症。高血压、心脏病等严重内脏疾病可服药后再治疗。

8. 畏针者慎用。

9. 微铍针治疗时要严格无菌操作,以免发生感染。

10. 治疗后当天不能洗澡,以防感染。

11. 胸腹部宜浅刺。

二十二、意象小周天疗法

意象小周天疗法来源于中医的取象比类、生物全息理论、小周天疗法,以及笔者对全息针灸、八字针灸、董氏奇穴等针法临床应用的总结、升华,是一种简单易学、疗效可靠、较为安全的治疗方法。笔者将任督二脉循环称为整体小周天,局部具有完整阴阳(任督)两面的部位称为意象小周天,意象小周天治疗颈椎病疗效肯定。

1. 意、象

(1)意:《说文解字》说:"志也,从心察言而知意也。从心从音。""意"有认识之义,又作"测度"即推测,还有记忆、意义、旨意、心意、心志、情绪等意思。

(2)象:《说文解字》:"象也。从人从象,象亦声,读若养。"《说文解字注》像者、似也。似者、像也。像从人象声。许书一曰指事。二曰象形。当作象形,还有形象、现象、概括、升华之意。

2. 取象类比 象在一定程度上可以反映事物本质,观察事物的形象和现象是研究事物的起点,也是最基本的方法。取象类比的思维方法,可使人们借助已有的知识,通过类比,迅速而简便地把握未知事物的特点及其与已知事物之间的联系,为掌握未知事物的内在性质和运动规律、正确地认识未知事物提示了方向,这就是取象类比思维方法之所以能在中医学中广泛使用,且获得成功的原因。

3. 意与象的统一　意象是人们面对自然万物的形象、征象或拟象所产生的会意。这种会意,又产生于主体与客体的相融。意象是"意"与"象"的统一,两者的关系是,象是意的形式,象负载意;意是象的内容,意蕴象中。立象是为了尽意,尽意是为了用意或效意。象思维的具体实施就是以象为据,寻象观意,以意为法,以简驭繁,从而把握天地自然的规律性、万事万物的整体性、丰富性、联系性及无穷变易性。

4. 意象小周天的治疗原理　生物克隆技术证明了生物的每一个细胞都带有整个生命体的信息,那么人体局部的组织或器官肯定也和整个人体有密切的联系,带有整个生命体的信息,意象小周天是人体各个不同部位、不同层次的组织对应人体的阴阳任督二脉小周天,其各个不同部位、不同层次的生理、病理表现,反映了小周天的状况,针对意象小周天的针刺治疗同样可以让任督二脉小周天产生治疗反应,从而调整机体功能,使人体恢复健康。

(1)意象小周天与小周天存在对应关系:意象小周天与小周天存在对应关系,这种关系不是一一对应关系,而是一对多的关系,整体小周天对应所有不同部位、不同层次的无数意象小周天,《素问·阴阳离合论第六》:"阴阳者,数之可十,推之可百,数之可千,推之可万,万之大,不可胜数,然其要一也。"这种对应关系是小周天的上部(头部)对应意象小周天的躯干部各个部位、层次的上部、四肢各个部位、层次的近心端,下部(尾腹)对应意象小周天的躯干部各个部位、层次的下部、四肢各个部位、层次的远心端,督脉对应意象小周天的阳面(外侧面),任脉对应意象小周天的阴面(内侧面),意象小周天部位在大脑皮质中占的部位越大,其对应性越强,关系越紧密;意象小周天的部位越完整、规整,其对应性越强,关系越紧密,这些部位是主要的典型对应部位,也是主要的治疗部位。对应性越强,疗效越好,如手部、腕部、手指等。

（2）意象小周天是小周天的意象：小周天与意象小周天的关系是整体与局部，整体与个体的关系，小周天是意象小周天的根本，意象小周天是小周天的外在表现，其都不同程度地反映小周天的运行状况。

①意象小周天由小周天决定：意象小周天的状况由小周天决定，小周天运行正常，处于生理状态，则意象小周天功能正常，人体健康。小周天失调，处于病理状态，则意象小周天出现不同程度的异常表现，这种异常表现可以是功能的，也可以是物质的，如色泽的、形态的、感觉的等，以压痛为多；可以是一个部位，也可以是多个部位，可以是单一改变，也可以是多方面的综合改变，则人体发为疾病。

②意象小周天是小周天功能表现：小周天的功能状态除表现为其循行部位的各种表现外，意象小周天也反映了小周天的功能状态，意象小周天是小周天状况的外在具体表现，意象小周天功能、形态、色泽正常，则反映小周天运行良好，功能正常；意象小周天的色泽、形态异常，或功能异常，则说明小周天运行有不同程度的异常，其异常程度与小周天异常程度成正比。

（3）意象小周天的针刺可调节小周天：由于意象小周天与小周天的密切关系及小周天对人体的重要性，通过对异常部位意象小周天的治疗，则意象小周天异常得到调节，通过机体的自我调节、调整，小周天的异常间接也得到了调节，再通过小周天对脏腑、经络调节，使脏腑、经络的功能得到调节，从而全身得到调节，达到治疗的目的。

5. **意象小周天穴位**　意象小周天疗法的穴位，可以是人体的整体，也可以是人体的局部，局部可以是较大的部位，也可以是较小的部位；可以是纵行部位，也可以是横行部位，以纵行部位为主，但必须具有阴阳两面、相对独立的部位，主要有以下部位。

（1）上肢意象小周天穴位：上肢背面正中线手少阳三焦经约为上肢意象小周天的督脉，自上向下分别为玉枕关、夹脊关、尾闾关等,内面正中线手厥阴心包经约为上肢意象小周天的任脉,自上向下分别为上丹田、中丹田、下丹田等(图 7-34)。

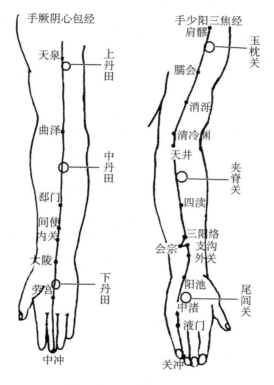

图 7-34　上肢意象小周天

（2）前臂意象小周天穴位:前臂背侧面正中线约为前臂意象小周天的督脉,自上向下分别为玉枕关、夹脊关、尾闾关等,前臂内侧面正中线约为前臂意象小周天的任脉,自上向下分别为上丹田、中丹田、下丹田等。

（3）手部意象小周天穴位:就手来说手背正中为手部意象小周天的督脉,自近心端向远心端分别为玉枕关、夹脊关、尾闾关等,手心正中为手部意象小周天的任脉,自近心端向远心端分别为上丹田、中丹田、下丹田等。

(4)腕骨意象小周天穴位:任脉三丹田定位以手掌侧腕骨手舟骨与大多角骨之间和豌豆骨与钩骨之间连线为任脉,桡侧为上丹田,尺侧为下丹田,中间为中丹田。督脉三关定位手掌背侧以手舟骨与大多角骨之间和三角骨与钩骨之间的连线为督脉,桡侧为玉枕关,尺侧为尾闾关,中间为夹脊关(图7-35)。

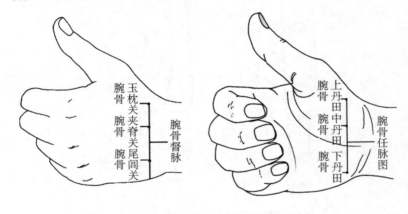

图 7-35　腕骨意象周天穴位

A. 腕骨小周天督脉三关;B. 腕骨小周天任脉三丹田。

(5)掌骨意象小周天穴位:各个掌骨背侧正中线为意象小周天的督脉,自近心端向远心端分别为玉枕关、夹脊关、尾闾关,掌骨掌侧中线为意象小周天的任脉,自近心端向远心端分别为上丹田、中丹田、下丹田等(图7-36)。

(6)指骨意象小周天穴位:双手每一个手指,其背面正中线为指骨意象小周天的督脉,自近心端向远心端分别为玉枕关、夹脊关、尾闾关等,掌面正中线为指骨意象小周天的任脉,自近心端向远心端分别为上丹田、中丹田、下丹田等(图7-36)。

以此类推,下肢、身体其他部位意象小周天的划分也是如此,

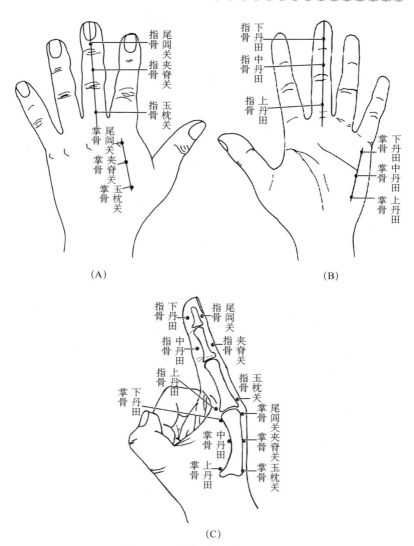

（A）　　　　　　　　　　　　　　（B）

（C）

图 7-36　掌骨、指骨意象小周天

　　A. 掌骨指骨小周天督脉三关；B. 掌骨指骨小周天任脉三丹田；C. 掌骨指骨小周天。

一般来说,腕骨、掌骨、指骨意象小周天取穴方便,运用较多。

6. 意象小周天针法取穴原则

(1)取穴同小周天:局部意象小周天的取穴同整体小周天,取小周天的同名穴。意象小周天具有局部治疗作用,又有整体治疗作用。

整体治疗作用是每个穴位都可治疗全身疾病,因为每个穴位都是易于郁滞之处,通过治疗都利于意向小周天、小周天之任督二脉的疏通,通过小周天调节十二正经、全身等,可以治疗全身疾病。

局部治疗作用是上部治上、中部治中、下部治下,即上部穴位治疗上部病变,中部穴位治疗中部病变,下部穴位治疗下部病变,具体为玉枕关、上丹田治疗头脑、心肺病变,夹脊关、中丹田治疗脾胃、肝胆病变,兼顾心肺病变,尾闾关、下丹田治疗肾、膀胱、泌尿、生殖、肛肠病变。

(2)规范、完整者首取:局部意象小周天阴阳分布越规律、规范、完整,疗效越好,为首取。

(3)注重阳性反应:局部意象小周天的取穴要结合局部阳性反应点,色泽的改变如变暗、色素沉着、发红充血等,形态改变如高起、凹陷等,感觉改变如压痛、酸胀等。阳性反应越明显,反应性越强,疗效越好,应重点选取。

(4)多部位、多层次同取,以提高疗效:治疗可以取一个局部意象小周天,也可取多个局部意象小周天,可以取一个层次意象小周天,也可取多个层次的意象小周天,尤其多个部位出现阳性反应者。

7. 意象小周天针法取穴部位 意象小周天针法治疗颈椎病根据临床症状,确定治疗穴位,以上部穴位为主,常见取穴部位如下。

(1)腕骨意象小周天的玉枕关、尾闾关、头面症状加上丹田,较重者可取三关、三丹田。

(2)掌骨意象小周天的玉枕关、尾闾关、头面症状加上丹田,较重者可取三关、三丹田。

（3）指骨意象小周天的玉枕关、尾闾关、头面症状加上丹田，较重者可取三关、三丹田。

（4）上肢意象小周天的玉枕关、尾闾关、头面症状加上丹田，较重者可取三关、三丹田。

（5）下肢意象小周天的玉枕关、尾闾关、头面症状加上丹田，较重者可取三关、三丹田。

可取一个部位，较重者也可取多个部位、多个层次，如果一个部位针刺 2 次效果不明显者，选择其他部位。

8. 选择针具　针具选择依针刺部位而定，如前后正中线部位较大，选择针具较大，用微铍针、员针等。如部位较小，则选择较小的针具，如毫针。大腿可选择 2～3 寸毫针，甚至更大、更长针具，小腿、上臂、前臂可选择 1.5～2 寸毫针，手部、足部选择 0.5～1 寸毫针，手指、足趾只能选择 0.5 寸毫针。

9. 治疗方法　根据颈椎病辨证和阳性反应点选择阳性穴位，根据穴位选择适宜的体位，局部常规消毒后，选择适宜的针具刺入，为减轻进针疼痛，让患者一边咳嗽，一边进针，这样可以减轻进针引起的疼痛。

关节骨缝位置及肌肉丰厚的位置可以选择直刺，骨缘位置可以贴骨平刺。久留针时尽量选择不妨碍局部关节活动的位置进针，选择适合的针具。一般患者针刺一个穴位如玉枕关即可，疑难病患者可以选择长的针具一针透刺三关或三丹田，慢性疾病患者体质尚佳可以适当增加留针时间，根据病情可以留针 24～48h。长时间留针时需注意局部卫生，关节部位需与关节皮纹平行横刺。也可用艾灸、点刺放血等其他疗法。一般针刺 1～2 次即有明显效果，如果没有，改用其他疗法。

10. 意象小周天针法的特点

（1）取穴方便：意象小周天针法穴位多位于手部、上肢，多个体位皆可取穴，且多不用脱衣，取穴较为方便。

（2）简便易学：意象小周天针法穴位少，分布具有规律性，易于掌握，针刺方法较为简单，易于学习。

（3）治疗安全：意象小周天针法穴位处没有大的神经、血管、内脏，治疗基本没有风险，或者说基本没有损伤，较为安全。

（4）疗效可靠：意象小周天针法取效较快，疗效可靠，但应多治疗几次，以巩固疗效。

11. 针刺注意事项

（1）饥饿、过饱、疲劳、酒后、血压、血糖过高或过度紧张时，对针灸存有疑问者，不宜针刺。

（2）体虚气血俱虚者、孕妇、女性经期，不宜针刺。

（3）留针时患者少说话，少玩手机，做到心静精神专一，意守患处，效果最佳。

（4）局部疼痛患者在留针时，尽量慢慢活动患处，利于引导患者意守患处，也有利于局部气血运行，加快病情恢复。

（5）拔针时如有出血，消毒棉签压迫即可。

（6）针灸治疗症状消除后部分患者症状会有反复，要按疗程逐步针刺，以巩固疗效。

二十三、五体针刺疗法

颈椎病从经络角度涉及经脉、经筋、络脉等，从五体角度，涉及皮肉筋脉，重证及骨，五体针刺为《内经》的重要刺法，颈椎病为五体刺法较好适应证，也是优势病种，多型通过针刺治疗多能治愈，最疑难的脊髓型颈椎病也有一定疗效，多数也能治愈，避免手术之苦，治疗单独取经脉或经筋或络脉，多有一定疗效，重症患者必须刺骨，也可皮肤、经脉、经筋、络脉、筋骨等同时治疗，尤其疑难病症患者，多种针刺方法选择运用，或交替运用，疼痛较剧者，应卧床休息。

1. 颈型颈椎病

（1）刺皮

①半刺:颈肩背部寻找反应点,褐色、红色反应点镵针半刺,以挑断白色纤维状物为度,畏针者,可给局麻药,7d 1 次,适于病程较长者。

②毛刺:根据患者症状辨证分经,选取督脉、足太阳膀胱经、足少阳胆经、手三阴经、三阳经等镵针循经毛刺,每隔 20～30mm 选一针刺点,以不出血为度,1d 1 次,7d 为 1 个疗程。

(2)刺肉:分刺、合谷刺,取斜方肌、胸锁乳突肌等颈肩背、上肢阳性分肉之间,锋针开皮后,员针直刺、斜刺进针,行分刺、合谷刺,调节分肉间气,7d 1 次,适于较重者。

(3)刺筋:关刺、恢刺,肩井、天髎、风池等压痛腧穴员利针关刺、恢刺,调节筋气,7d 1 次,3 次为 1 个疗程,适于较重者。

(4)刺脉

①经刺:选取手三阳经、足太阳经、督脉等腧穴毫针针刺,如颈夹脊、后溪、外关、手三里、束骨、阿是穴等,留针 30min,1d 1 次。

②络刺:颈部、上肢血络锋针点刺,让其瘀血充分外流,也可加拔火罐 8～10min,3d 1 次。

③巨刺:对侧上肢对应压痛点毫针巨刺,边行针边活动患处,留针 30min,1d 1 次。

④焠刺:寒性患者患侧经脉、腧穴、阳性反应点等毫针焠刺,或火针焠刺,1d 1 次。

⑤直针刺:大椎穴锋针开皮后用 1.5mm 的锟针从大椎向风池、风府、天髎穴等直针刺通透,调节脉气。颈部有脂肪垫堆积者(即颈部大椎穴处局部肥厚、毛孔粗大、捏之坚硬)在患处下方取穴,锋针开皮后锟针向脂肪堆积处成扇形皮下直针刺通透,7d 1 次,一般 1～2 次即可治愈。

⑥齐刺:寒性疼痛局限且较深者毫针齐刺,留针 30min,1d 1 次。

⑦扬刺:寒性疼痛局部面积较大较浅者毫针扬刺,留针 30min,1d 1 次。

⑧傍针刺:久病患者阳性腧穴、反应点毫针直刺旁刺各一,留针 30min,1d 1 次。

⑨豹文刺:大椎、天柱、阿是穴等锋针点刺放血,可加拔火罐,3d 1 次。

⑩缪刺:对侧上肢、下肢内侧、外侧血络锋针点刺放血,可加同侧,3d 1 次。

对侧络穴如商阳、关冲、少泽等锋针点刺放血,用手挤压出血,可加同侧,1~2d 1 次。

2. 神经根型颈椎病

(1)刺皮

①半刺:颈肩背部寻找反应点,褐色、红色反应点处镵针半刺,以挑断白色纤维状物为度,畏针者,可给局麻药,7d 1 次,适于病程较长者。

②毛刺:根据患者症状选取足太阳膀胱经、三阳经、手三阴等镵针循经毛刺,每隔 20~30mm 选一针刺点,以不出血为度,1d 1 次,7d 为 1 个疗程。

(2)刺肉:分刺、合谷,取斜方肌、胸锁乳突肌阳性分间、肩背、上肢阳性分间,锋针开皮后、员针直刺、斜刺进针,行分刺、合谷刺,调节肌肉之气,7d 1 次,适于较重者。

(3)刺筋:关刺、恢刺,取颈夹脊穴、肩井、天髎等压痛腧穴关刺、恢刺,上肢症状天宗穴员利针恢刺,以针感传导到上肢患处为佳。颈部取穴员利针关刺、恢刺,调节筋气,7d 1 次,3 次为 1 个疗程,适于较重者。

(4)刺脉

①经刺:根据辨证分经选取穴位,多选足太阳膀胱经、手三阳、三阴经腧穴毫针针刺,如颈夹脊、患侧后溪透三间,液门透中渚等行强刺激手法,寒湿加肩井、腰阳关、昆仑、阿是穴;肾虚加肾俞、命门、志室、太溪等穴,留针 30min,1d 1 次。

②络刺:颈部、上肢血络锋针点刺,让其瘀血充分外流,也可加

拔火罐 8～10min,3d 1 次。

③巨刺:对侧上肢对应压痛点毫针巨刺,边行针边活动患处,留针 30min,1d 1 次。

④焠刺:寒性患者患侧经脉、腧穴、阳性反应点等毫针焠刺,或火针焠刺,1d 1 次。

⑤直针刺:大椎穴锋针开皮后用 1.5mm 的锃针从大椎向风池、风府、天髎穴等直针刺通透,调节分气。颈部有脂肪垫堆积者(即颈部大椎穴处局部肥厚、毛孔粗大、捏之坚硬)在患处下方取穴,锋针开皮后锃针向脂肪堆积处成扇形皮下直针刺通透,7d 1 次,一般 1～2 次即可治愈。

⑥齐刺:寒性疼痛局限且较深者毫针齐刺,留针 30min,1d 1 次。

⑦扬刺:寒性疼痛局部面积较大较浅者毫针扬刺,留针 30min,1d 1 次。

⑧傍针刺:久病患者阳性腧穴、反应点毫针直刺旁刺各一,留针 30min,1d 1 次。

⑨豹文刺:大椎、天柱、风门、天宗、阿是穴等锋针点刺放血,可加拔火罐 8～10min,3d 1 次。

⑩缪刺:对侧上肢、下肢内侧、外侧等血络、络穴锋针点刺放血,加拔火罐 8～10min,或毫针针刺,可加同侧,3d 1 次。

对侧井穴如商阳、关冲、少泽、至阴、足窍阴等锋针点刺放血,用手挤压出血,重者加同侧,2～3d 1 次。

对侧下肢、上肢阳性络穴毫针斜刺、直刺,边针刺边活动患处,留针 30min,1d 1 次。

(5)刺骨

短刺、输刺:病情较重、病程较久者 C_4～T_1 棘突旁开 15～20mm,长针短刺、输刺,直刺相应颈椎的关节囊,针尖到达关节囊后上下摩骨,7d 1 次,3 次为 1 个疗程。

3. 脊髓型颈椎病

(1)刺皮

①半刺:常规治疗,上背、颈部、腰骶部寻找反应点,褐色、红色反应点处半刺,以挑出白色纤维状物为度,畏针者,可给局麻药,可以局部加拔罐排出瘀血,7d 1 次。

②毛刺:根据患者症状选取督脉、足太阳膀胱经、足少阳胆经、足阳明胃经、足少阴肾经、足太阴脾经等,镵针循经毛刺,每隔 20～30mm 选一针刺点,以不出血为度,1d 1 次,7d 1 个疗程。

(2)刺肉:分刺、合谷刺,常规治疗,取颈部斜方肌、胸锁乳突肌分间、臀部、下肢分间,锋针开皮后、员针直刺、斜刺进针分刺、合谷刺,调节肌肉之气,7d 1 次。

(3)刺筋:关刺、恢刺,常规治疗,取颈夹脊穴、腰臀部、下肢等阳性腧穴关刺、恢刺,调节筋气,7d 1 次,3 次为 1 个疗程。

(4)刺脉

①经刺:选取任督二脉、足太阳膀胱经、足少阳胆经、足阳明胃经、足少阴肾经、足太阴脾经等腧穴毫针针刺,如颈胸腰夹脊、后溪透三间、液门透中渚,行强刺激手法,下肢有关腧穴,如足三里、阳陵泉、阴陵泉、三阴交等,腧穴较多时可分组治疗,留针 30min,1d 1 次,7d 为 1 个疗程。

②络刺:颈部、腰臀部、下肢等血络锋针点刺,让其瘀血充分外流,也可加拔火罐 8～10min,3d 1 次。

③焠刺:寒性患者患侧经脉、腧穴、阳性反应点等毫针焠刺,也可用火针,1d 1 次。

④直针刺:大椎穴锋针开皮后用 1.5mm 的锟针从大椎向风池、风府、天髎穴等直针刺通透,调节分气。颈部有脂肪垫堆积者(即颈部大椎穴处局部肥厚、毛孔粗大、捏之坚硬)在患处下方取穴,锋针开皮后锟针向脂肪堆积处成扇形皮下通透,腰臀部、下肢锋针开皮后锟针直针刺通透,7d 1 次。

⑤豹文刺:颈背部、腰臀部、下肢、阿是穴等锋针点刺放血,也可加拔火罐 8～10min,3d 1 次。

⑥缪刺:对侧下肢内侧、外侧等血络锋针点刺放血,可加拔火

罐 8～10min,也可加同侧,3d 1 次。

对侧井穴如至阴、足窍阴、厉兑、商阳、关冲、少泽等锋针点刺放血,用手挤压出血,也可加同侧,2～3d 1 次。

(5)刺骨:短刺、输刺,根据核磁共振或 CT 报告及临床体检选取压迫颈椎脊髓的颈椎阶段,一般常取 C_4～T_7 棘突旁开 15～20mm,长针用短刺、输刺直刺相应颈椎的关节囊,针尖到达关节囊后短刺摩骨,7d 1 次,3 次为 1 个疗程。

4. 椎动脉型颈椎病

(1)刺皮

①半刺:颈肩背部寻找反应点,褐色、红色反应点处半刺,以挑断白色纤维状物为度,畏针者,可给局麻药,7d 1 次,适于病程较长者。

②毛刺:根据患者症状选取督脉、足太阳膀胱经、足少阳胆经等,以颈部、头后部为主,镵针循经毛刺,每隔 20～30mm 选一针刺点,以不出血为度,1d 1 次,7d 为 1 个疗程。

(2)刺肉:分刺、合谷刺,取斜方肌、胸锁乳突肌等头颈部、上背部压痛分间,锋针开皮后,员针分刺、合谷刺,调节肌肉之气,7d 1 次,适于重证。

也可用大针通透。

(3)刺筋:关刺、恢刺,风府、风池、天柱、肩井、天髎、C_2～C_3 夹脊等阳性腧穴员利针关刺、恢刺,调节筋气,7d 1 次,3 次为 1 个疗程,适于重证。

(4)刺脉

①经刺:根据症状辨证分经,随经取穴,多选督脉、足太阳膀胱经、手三阴、三阳经等腧穴毫针直针刺,如颈夹脊、百会、风府、昆仑、太溪等,留针 30min,1d 1 次。

②焠刺:寒性患者患侧经脉、腧穴、阳性反应点等毫针焠刺,也可用火针,1d 1 次。

③直针刺:大椎穴锋针开皮后用 1.5mm 的锃针从大椎向风

池、风府、天髎穴等直针刺通透,调节分气。颈部有脂肪垫堆积者(即颈部大椎穴处局部肥厚、毛孔粗大、捏之坚硬)在患处下方取穴,锋针开皮后锟针向脂肪堆积处成扇形皮下通透,7d 1 次。

④豹文刺:印堂、太阳、大椎、阿是穴等锋针点刺放血,加拔火罐 8～10min,3d 1 次。

⑤缪刺:对侧上下肢等血络、络穴锋针点刺放血,可加拔火罐 8～10min,也可加同侧,3d 1 次。

对侧井穴如商阳、关冲、少泽、至阴、足窍阴等锋针点刺放血,用手挤压出血,也可加同侧,2～3d 1 次。

(5)刺骨:短刺、输刺,取颈二棘突及枕外隆突、风池穴等锋针、长针短刺、输刺直刺至骨,针尖到骨面后短刺摩骨,7d 1 次,3 次为 1 个疗程,适于重证。

5. 交感型颈椎病

(1)刺皮

①半刺:颈背部督脉与膀胱经的颈胸段心腧、至阳、筋缩、大椎等附近找到皮肤反应点,如白色、褐色、红色党参花样异点镵针半刺,挑出白色纤维为佳,畏针者,可给局麻药,可以在局部拔罐排除局部瘀血。7d 1 次,3 次为 1 个疗程,适于较重者。

②毛刺:根据症状涉及脏腑选取督脉、足太阳膀胱经等手足三阴、三阳经,镵针循经毛刺,每隔 20～30mm 选一针刺点,以不出血为度,1d 1 次,7d 为 1 个疗程。

(2)刺肉:分刺、合谷刺,取斜方肌、胸锁乳突肌等头颈部、上背部压痛分间,锋针开皮后,员针分刺、合谷刺,调节肌肉之气,7d 1 次,适于重证。

(3)刺筋:关刺、恢刺,风府、风池、天柱、肩井、天髎、相关脏腑背俞穴等员利针关刺、恢刺,调节筋气,7d 1 次,3 次为 1 疗程,适于重证。

(4)刺脉

①经刺:根据脏腑辨证、辨证分经选取穴位,主穴取颈夹脊、百

会、风府、太溪、肺俞、心俞、厥阴俞、胃俞、脾俞等。寒湿加长强、腰俞、肩井、腰阳关、昆仑、阿是穴等，肾虚加肾俞、命门、志室、太溪等，毫针针刺，留针 30min，1d 1 次。

②焠刺：寒性患者患侧经脉、腧穴、阳性反应点等毫针焠刺，也可用火针，1d 1 次。

③直针刺：大椎穴锋针开皮后用 1.5mm 的锟针从大椎向风池、风府、天髎穴等直针刺通透，调节分气。颈部有脂肪垫堆积者（即颈部大椎穴处局部肥厚、毛孔粗大、捏之坚硬）在患处下方取穴，锋针开皮后锟针向脂肪堆积处成扇形皮下通透，7d 1 次。

④豹文刺：印堂、太阳、大椎、委中、相关脏腑背俞及其五输穴等锋针点刺放血，加拔火罐 8～10min，3d 1 次。

（5）刺骨：短刺、输刺，病程较久者根据有关症状，确定有关脏腑，选取相应背俞穴，长针用短刺、输刺法直刺至骨，针尖到骨面后短刺摩骨，7 日 1 次，3 次为 1 个疗程，适于重证。

二十四、腧穴筋膜扩张疗法

腧穴筋膜扩张疗法是在腧穴、筋膜等阳性反应部位注射等渗生理盐水、微量药物，使局部充盈、膨胀，通过刺激腧穴、筋膜、神经等，产生体液的调整、形态的改变、力的牵拉、信息的传递、代谢的增强、药物的化学作用等以治疗疾病的方法。与针灸、水针（穴位注射）等疗法相比，具有疗效快捷、作用时间长、疗效好等特点，腧穴筋膜扩张疗法治疗颈椎病有较好疗效，除脊髓型颈椎病外，多能较快治愈，脊髓型颈椎病也有一定疗效。

1. 腧穴筋膜扩张疗法的作用

（1）刺激穴位、调节经络：腧穴扩张疗法根据辨证归经选择穴位，通过针刺、药液、物理、化学等刺激，对经脉等具有较好的调节作用，尤其脊柱及两侧督脉、膀胱经，由于督脉、足太阳膀胱经与其他经脉多次交会、联系紧密，通过督脉、足太阳膀胱经等对其他经脉具有调节作用，从而达到对全身经络的调节作用。腧穴筋膜扩张疗法大剂量快速注射,使穴区快速膨胀、充盈,对穴区具有较强的刺激量、较大的刺激面积,对经络具有较好的感传,故具有较强的经络调节作用、较好的调节效果。腧穴筋膜扩张疗法注射时多数穴位刺入浅、中、深等不同深度,可调节各个深度经络功能。

(2)祛除寒邪、温通经络:腧穴扩张疗法的注射液温度适度高于体温,大剂量注射后局部温度升高,带来了热量和阳热之气,可以温暖经脉、祛除寒邪、疏通经络,助力经络温通运行,使经脉运行通畅而疼痛、怕冷感等祛除,对于因感受寒邪或阳虚温养不足引起的机体畏寒怕冷者尤为适宜。

腧穴筋膜扩张疗法选择穴位多为背部督脉、足太阳膀胱经等腧穴,背部属阳,督脉为阳脉之海,总督一身阳经,足太阳经阳气最为充足,其穴位多有温补阳气、温通经络、祛除散寒作用,故腧穴扩张疗法大剂量注射不失为一种驱除寒邪、温通经络的较好方法。

(3)疏导不通、塞因塞用:经脉瘀滞不通之证腧穴扩张疗法在较短时间内推注较大剂量药液,使穴区快速充盈,压力骤然增加,更加不通,更加阻塞,但使扩张力向穴区周围扩散、传递,利于穴区周围的疏通,药液吸收后,压力减轻,阻塞得到缓解,较注射前有所疏通,起到了"塞因塞用"的作用。药液吸收、消散,将瘀阻病邪稀释、带走、消散,又具有祛除邪气,起到泻的作用,对于因虚无力、经气不通者,其穴区膨胀、充盈,具有鼓舞经气的作用,可起到补的作用。注射液注入具有补与泻的双向调节作用,适于实证、虚证的治疗,当然轻证用轻刺激、少注射药液、重证用强刺激、多注射药液。

(4)活血化瘀、通经止痛:腧穴筋膜扩张疗法注射药液温度较高,加速血液循环,改善局部血运,起到了活血化瘀的温通作用。

瘀血部位,循环较差,局部高压,大剂量注射盐水,使局部压力更高,但随着盐水的快速代谢,压力随之降低,局部高压减轻,新血可以布达,间接起到活血化瘀的作用。

局部瘀血内停,经络不通,通过注射大剂量药液,使瘀血稀释,局部瘀血程度减轻,随着盐水的大量排出,瘀血也随之外排,进一步减轻瘀血程度,起到了活血化瘀、通经止痛的作用。

(5)消除紧张挛缩、松解粘连:筋膜扩张疗法快速大量注射,使筋膜急剧扩张、充盈、膨胀、撑大,筋膜硬化、紧张、挛缩被撑开、被拉长、被软化,症状得到缓解,筋膜间的粘连被充盈、撑开,粘连随之得以松解,筋膜腔内组织、器官功能得以恢复,相连其他筋膜及筋膜内组织、器官的功能也可能得以调节,其松解范围、程度、效果大于针具的切割,且没有针具切割对筋膜及其他组织损伤的不良反应,保持筋膜形状和功能的完整性,不会出现不良反应,由于筋膜具有相对固定的腔隙,筋膜扩张得以持续,疗效相对持久,同时筋膜的扩张力顺着筋膜向外传递,远处筋膜也得到调节,其连接的组织、器官功能也得到调节。

(6)刺激神经、调节功能:神经包括脑神经、脊髓、脊神经、自主神经节、神经干、分支等,脊髓位于椎管内,脊神经由椎间孔出来循行于椎体周围,自主神经节位于椎前、椎旁,神经干及其分支交会成网等,躯干正中部为神经中枢汇聚之处,为神经密度最高之处,也是机体调节的高效部位,筋膜扩张疗法通过力的传递、筋膜的牵拉等实现的,腧穴筋膜扩张注射可快速形成局部高压,通过力的传导,形成对脑神经、脊髓、神经根、神经节、神经干及其分支的刺激,去神经敏化,从而调节神经功能。局部高压使筋膜急剧扩张、拉长,使内部、周围筋膜随之受到牵拉,牵动、牵拉包绕神经的筋膜,使神经得以调节,如果神经周围有紧张、粘连,则使紧张因牵拉得以缓解,粘连因牵拉松解,神经功能得以改善。同时神经周围的病邪、代谢产物被稀释、排泄,减轻了对神经的不良刺激,恢复神经周围的内环境,也利于神经功能的恢复。

(7)稀释病理产物、增强新陈代谢:病变部位肌肉、筋膜紧张,新陈代谢不畅,病理、代谢等产物大量堆积,刺激神经等形成恶性循环,腧穴筋膜扩张疗法大剂量快速注射,堆积的病理、代谢等产物被迅速稀释,浓度骤然降低,不良刺激作用减弱,临床症状减轻,等渗注射液又被吸收、排泄,病理、代谢等产物又随之被带走、消散、代谢掉,改善了局部内环境,增强了局部新陈代谢,血运增加,无菌炎症被消散、吸收,其对神经的刺激作用进一步减弱,对神经支配区域的组织、器官作用也减弱,临床症状随之减轻。注射液的温热刺激,对于局部代谢也起到了很好的辅助作用,注射液中具有营养神经、增强代谢、活血化瘀等作用的药物,也加速了代谢的作用,多重作用更加增强了局部的新陈代谢,缓解甚至消除临床症状。

2. 药物、针具

(1)药物:腧穴筋膜扩张疗法药物以生理盐水为主,可配合少量局麻药、维生素,少数也可配合微量糖皮质激素等。

(2)针具:5 号针头,长 5～6cm,针较细,刺入疼痛较轻,适于大部分患者、大部分部位的治疗,如头颈结合部、头部、面部、冈上部、冈下窝、颈部、棘突间、上肢、小腿、胸椎旁、胸部、腹部、手足等腧穴、筋膜。

无菌注射针:长约 8cm,适于软组织较深部位的治疗,如腰椎旁开约 2.5cm、胸腰椎横突根部、骶部、臀部、骶髂关节、大腿部等软组织较厚部位。

注射器:根据注射剂量选择 5ml、10ml、20m、30ml 等注射器。

3. 治疗方法　腧穴筋膜扩张疗法治疗颈椎病根据分型分别给予腧穴注射、筋膜注射、神经周围注射等,三者多有重叠,应选择运用。

(1)颈型颈椎病

①腧穴注射

部位:风府、哑门、天柱、风池、完骨、翳风、天牖、颈部阿是穴等腧穴,颈侧部痛加外关、悬钟,后部痛加昆仑、后溪,根据病情选择以上阳性穴位。

注射方法:风府、完骨、风池等朝上斜刺进入 15～30mm,分浅、中、深注射药液,每个穴位 2～3ml;哑门、天柱、翳风、天牖、外关、悬钟、颈部阿是穴等直刺 20～30mm,分浅、中、深注射药液,每个穴位 2～3ml;昆仑、后溪等直刺 10～20mm,每个穴位注射药液

1～2ml,1～2d 1 次。

②筋膜注射

部位:颈部筋膜、肌腱、肌肉等压痛点,多位于颈部正中、两侧,根据病情选择以上阳性部位。

注射方法:颈部筋膜、腱膜、肌腱、肌肉等阳性反应点为进针点,直刺或斜刺刺入 20～30mm,每个部位分浅中深注射药液 2～3ml,1～2d 1 次。

(2)神经根型颈椎病

①腧穴注射

部位:颈部穴位、肩井、秉风、肩中俞、肩外俞、天宗、阿是穴等,再根据辨证分经,选取涉及经脉的腧穴,如肩髃、手三里、曲池、外关、尺泽、合谷、后溪等,根据症状选择以上阳性穴位。

注射方法:颈部穴位、肩井、秉风、肩中俞、肩外俞、天宗、肩髃、手三里、曲池、尺泽、阿是穴等直刺或斜刺 20～30mm,每个穴位分浅、中、深注射药液 3～5ml;合谷、后溪、外关等直刺或斜刺 10～20mm,每个穴位分浅、中、深注射药液 1～2ml;天宗直刺 30～40mm,各个方向注射药液 10～20ml,多有向上肢、手指的感传,1～2d 1 次。

②筋膜注射

部位:颈肩部筋膜、肌腱、斜方肌、头夹肌、颈夹肌、肩胛提肌、冈上肌、冈下肌、三角肌、肱二头肌、肱三头肌等筋膜、肌腱,根据病情选择以上阳性部位。

注射方法:颈、肩、上臂、前臂筋膜、肌腱、肌肉等阳性反应点为进针点,直刺或斜刺刺入 20～30mm,每个部位分浅中深注射药液 3～5ml,个别部位可达 5～8ml,1～2d 1 次。

③神经周围注射

部位:颈脊神经后支、臂丛神经、尺神经、桡神经及其分支,根据病情选择以上阳性部位。

注射方法:颈脊神经后支点、臂丛神经、尺神经、桡神经循行部位寻找阳性反应点,直刺或斜刺刺入 20～30mm,每个部位分浅、中、深注射药液 3～5ml,冈下窝大剂量注射 10～20ml,甚至 30ml,可有向上肢、手指的异感,2d 1 次。

（3）交感神经型颈椎病

①腧穴注射

部位:颈部、病变涉及脏腑背俞穴及脏腑经脉腧穴、头面腧穴,根据病情选择阳性穴位。

注射方法:阳性穴位直刺或斜刺 10～30mm,每个穴位注射药液 3～5ml,1～2d 1 次。

②筋膜注射

部位:颈部、背部等筋膜、肌腱、肌肉等阳性反应点,后部为主,兼顾前部,根据病情选择以上阳性部位。

注射方法:颈部、背部等筋膜、肌腱、肌肉等阳性反应点为进针点,直刺或斜刺刺入 20～30mm,每个部位分浅中深注射药液 3～5ml,个别部位可达 5～8ml,1～2d 1 次。

③神经周围注射

部位:颈脊神经后支、颈前星状神经节等。

注射方法:颈脊神经后支点直刺刺入 20～30mm,每个部位分浅中深注射药液 3～5ml,颈前星状神经节要避开颈动脉,不用或微量局麻药,针刺 5～10mm,注射药液 1～3ml,2d 1 次。

（4）椎动脉型颈椎病

①腧穴注射

部位:风府、哑门、天柱、风池、完骨、翳风、天牖、头颈部阿是穴等腧穴,根据病情选择以上阳性穴位。

注射方法:风府、完骨、风池等朝上斜刺进入 20～30mm,每个穴位分浅、中、深注射药液 2～3ml;哑门、天柱、翳风、天牖、颈部阿是穴等直刺 20～30mm,每个穴位分浅、中、深注射药液 2～3ml;头部经穴,阿是穴平刺 10～20mm,每个穴位注射药液 1～2ml,1～2d 1 次。

②筋膜注射

部位:头颈结合部、头、颈部筋膜、腱膜、肌腱、肌肉等压痛点,根据病情选择以上阳性反应点。

注射方法:头颈结合部、头、颈部筋膜、腱膜、肌腱、肌肉等阳性反应点为进针点,直刺或斜刺刺入 20～30mm,每个部位分浅、中、深注射药液 2～3ml,1～2d 1 次。

③神经周围注射

部位:颈脊神经后支等阳性反应点。

注射方法:颈脊神经后支等阳性反应点直刺刺入 20～30mm,每个部位分浅、中、深注射药液 3～5ml,2d 1 次。

(5)脊髓型颈椎病

①腧穴注射

部位:颈部、上下肢腧穴,根据病情选择阳性穴位。

注射方法:一般阳性穴位直刺或斜刺 20～30mm,每个穴位浅、中、深注射药液 3～5ml,肌肉丰厚处直刺 3～7cm,每个穴位浅、中、深注射药液 5～10ml,1～2d 1 次。

②筋膜注射

部位:颈部、下肢、腰臀部等筋膜、肌腱、肌肉等阳性反应点或麻木、无力处。

注射方法:颈部直刺 20～30mm,每个部位分浅、中、深注射药液 3～5ml;下肢、腰臀部直刺 50～70mm,每个部位分浅、中、深注射药液 5～10ml,甚至 10～20ml,1～2d 1 次。

4. 注意事项

(1)严格无菌操作,以防感染。

(2)棘突间、颈前星状神经节进针不可过深,以防伤及脊髓。

(3)椎旁、胸腹、腰背不要进针过深,以免进入胸腹腔,损伤脏器。

(4)棘突间剂量不可过大,以免压迫脊髓,注射过程中要密切关注患者反应,出现脊髓受压症状,或其他不良反应,立即停止注射。

(5)进针过程中出现触电感,说明已触到神经,应稍退改变角度再进针。

二十五、灸　　法

灸法是用艾绒或其他药物放置在体表的穴位上烧灼、温熨,借灸火的温和热力及药物的作用,通过经络的传导,起到温通气血、扶正祛邪,达到防治疾病的一种方法。适用于颈椎病,尤其是疼痛怕冷患者的治疗。最常用的是艾灸,用艾条或艾炷。

1. 治疗作用

(1)温经散寒、疏散表邪。

(2)温通经脉、运行气血。

(3)升阳举陷、回阳固脱。

(4)延年益寿、防病保健。

适用于寒证、虚证、阴证、久病,多作为颈椎病的辅助疗法。

2. 治疗方法　根据颈椎病疼痛部位,选取相应的经穴或阿是穴,用艾条或艾炷代替针刺,点燃后在穴位上熏烤,一般用艾条温和灸,距离穴位 5~10cm,使穴区产生温热感并向四周扩散,每穴3~5min,每次 20~30min,每日 1 次,10 次为 1 个疗程。

3. 热敏灸

(1)热敏灸的概念:热敏灸是采用点燃的艾材产生的艾热悬灸热敏态穴位,激发透热、扩热、传热、局部不热远部热、表面不热深部热、非热感觉等热敏灸感和经气传导,并施以个体化的饱和消敏灸量,从而提高艾灸疗效的一种新疗法,是由广西中医学院陈日新教授发明的治疗虚寒性疾病的新疗法。颈椎病适于热敏灸的治疗,治疗期间应加强功能锻炼。

(2)热敏灸的特征

①透热:灸热从施灸穴位皮肤表面直接向深部组织穿透,甚至直达胸腹腔脏器。

②扩热：灸热以施灸穴位为中心向周围片状扩散。

③传热：灸热从施灸穴位开始循经脉路线向远部传导，甚至到达病所。

④局部不（微）热远部热：施灸部位不（或微）热，而远离施灸的部位感觉甚热。

⑤表面不（微）热深部热：施灸部位的皮肤不（或微）热，而皮肤下深部组织甚至胸腹腔脏器感觉甚热。

⑥其他非热感觉：施灸部位或远离施灸部位产生酸、胀、压、重、痛、麻、冷等非热感觉。

（3）热敏灸的治疗病症：感冒、慢性支气管炎、哮喘、消化性溃疡、功能性消化不良、肠易激综合征、功能性便秘、原发性痛经、盆腔炎、阳痿、慢性前列腺炎、偏头痛、面瘫、三叉神经痛、面肌痉挛、疱疹神经痛、中风（卒中）、失眠、过敏性鼻炎、荨麻疹、颈椎病、肩周炎、网球肘、腰椎间盘突出症、膝关节骨质增生症、肌筋膜疼痛综合征等。

（4）热敏灸的治疗部位：根据整体观念和辨证施治、辨经施治的原则，初步确定治疗穴位，再运用回旋灸、循经往返灸、雀啄灸、温和灸等，确定穴位的详细定位。颈椎病的选穴为颈夹脊、风府、风池、大椎、肩井、肺俞、至阳、神庭、压痛点等，脊髓型颈椎病可配合下肢腧穴足三里、阳陵泉等。

（5）热敏灸的方法：采用艾条悬灸，用单点温和灸、双点温和灸、三点温和灸、接力点温和灸、循经往返灸等方法施灸，产生热敏特征，固定部位施灸，时间 10～200min，以热敏消除为准，每日 1 次，10 次为 1 个疗程，间隔 2～3d，再行第 2 个疗程。

（6）注意事项

①颈椎病伴发热者、过饥、过饱、过劳、醉酒禁用。

②出现水疱，一般不用处理，较大者从水疱下面刺破，流出渗出液。

③注意不要烫伤。

第8章　小针刀疗法

小针刀疗法是朱汉章教授发明的,将西医外科手术疗法和中医针刺疗法进行有机结合而产生的一种既有外科手术剥离松解软组织粘连,又有针灸针刺激疏导经气的一种疗法。小针刀疗法治疗颈椎病,既可发挥针刺的作用进行经气调节、疏导经络,且针体较针灸针粗、刺激量大,调节作用强,针尖为刀刃,对于经气聚结处可进行疏剥,疏导经气郁滞更直接、迅速有效,同时能直达粘连病变处,进行剥离松解,治疗颈椎病疗效确切,不易复发,是一种较为理想的新型治疗方法。

一、小针刀治疗机制

小针刀形状像针刺疗法的针灸针,但比针灸针粗,直径0.4～1mm以上,末端有一等宽的刃,刃很小,刺入体内时,易避开神经、血管、重要脏器,拔出后同针灸针一样,针眼很快愈合。同时有方向性,刃的方向同柄的方向,可随时掌握刀锋在体内的方向,便于操作时手法的实施。小针刀有一定刚度,比较锋利,可切开或剥离病变组织,又有一定弹性,可在体内旋转等运动。

颈部在静止状态时,肌肉、肌腱、韧带、筋膜、骨骼等所有组织都有相对稳定的位置关系,以维持正常的力学状态,即静态平衡,如果肌肉、肌腱、韧带、筋膜、椎体等某一部位相对位置关系遭到破坏,不能维持正常的力学关系,即为颈部静态平衡失调。

颈部在活动时,肌肉、筋膜、肌腱、韧带、骨骼等组织都有不同的活动范围,以维持颈部正常的力学状态,即为颈部动态平衡,如果某一组织的正常活动范围遭到破坏,不能维持颈部正常的力学状态,即为颈部动态平衡失调。

颈椎病是因颈部外伤、劳损、受凉等原因导致颈部一部分肌肉紧张、痉挛,另一部分松弛,长期的紧张、痉挛等牵拉,可出现力的平衡失调,同时有反复少量出血、肌肉、肌腱撕裂、断裂,在修复的过程中形成粘连,粘连的存在又影响了肌肉的进一步活动,更易损伤、出血,进一步加重粘连。颈椎由于不平衡力的牵拉可发生微小移位,移位的结果,使椎体及周围软组织更难保持平衡,处于一种静态和动态均失衡的状况。紧张、痉挛的肌肉其应力点,即在颈椎体肌肉、肌腱、韧带、筋膜等的附着处可出现少量多次出血、撕裂而形成粘连,也可由于长期牵拉,应力点代偿性钙化、骨化,形成骨质增生。椎体位移结构的改变,其周围韧带、关节囊等也随之发生改变,或紧张,或松弛,紧张可由于牵拉引起代偿性骨质增生,松弛可形成皱襞压迫邻近组织。颈部的经络因颈椎结构的改变和颈部粘连的影响而经气受阻,气血运行不通,经气郁结、聚结,可形成结节状、条索状的反应物。颈部筋膜因长期受凉、牵拉而紧张、变硬、挛缩,压迫、刺激颈部神经、血管而出现症状。

小针刀治疗可深达肌肉、韧带在骨的附着点,也多为粘连点进行剥离松解,也可在肌肉、肌腱、韧带间的粘连点进行剥离松解,以恢复颈部力的平衡。还可顺着经络走向疏导经气、激发经气,疏剥结节状、条索状的反应物,以畅通经脉。切割松解颈部筋膜,解除筋膜的紧张、挛缩,缓解了对神经、血管的压迫、牵拉。由于筋膜交织成网,故松解一处或几处,对整个颈椎筋膜都有松解作用。如果配合手法整脊,恢复椎体的微小移位,效果会更好,对于颈型、神经根型、椎动脉型、交感神经型颈椎病疗效较好,既可选用剥离手法,又可疏导经气。对于脊髓型颈椎病可单独治疗,也可配合外科手术治疗,多用其疏导经气郁滞。

二、小针刀进针规程

颈部神经、血管丰富,损伤后可引起一些全身症状等不良后果,所以进针必须按规程进行操作,不可越步操作。

1. **定点** 在确定病变部位和搞清该处的解剖结构后,在进针部位用甲紫做一标记,局部常规消毒后,医生戴无菌手套,覆盖无菌洞巾。

2. **定向** 使刀口线和颈部肌肉、血管、神经走向平行,将刀口压在进针点上。

3. **加压分离** 右手拇、示指捏住针柄,其余三指托住针体,稍加用力不刺破皮肤,使进针点处形成 1 个长形凹陷,刀口线和颈部血管、神经、肌纤维走向平行,神经、血管就会被分离在刀刃两侧。

4. **刺入** 继续加压,感到坚硬感时,说明刀口下皮肤已被推挤到接近骨质,稍一加压,即可穿过皮肤,进针处凹陷基本消失,神经、血管膨起在针体两侧,即可较安全地施行手术操作。由于颈背,有些部位肌肉较厚,对于颈部肌肉、筋膜、韧带间的粘连和颈部经气聚结处,多不深达骨面,加压时没有硬感,只在软组织之间进行,刺入后要摸索进针,不可过深,有突破感即可,以防损伤神经、血管和脊髓。

三、小针刀操作方法

1. **纵行疏通剥离法** 为小针刀最常用的治疗方法,粘连结瘢发生于颈部肌腱、韧带附着点时,将刀口线和肌肉、韧带走向平行刺入患处,当刀刃接触骨面时,沿刀口线方向疏剥,面积较大时,可分几条线进行疏剥。适用于颈部棘突、横突、肩胛骨内上角,冈上、下窝的治疗。也用于上肢、颈部经气聚结处顺经络走行方向疏剥,所不同的是不深达骨面,而在软组织中进行。

2. **横行剥离法** 肌肉、韧带与骨发生粘连时,刀口线与肌肉、韧带走行方向平行刺入患处,当刀口接触骨面时,做与肌肉、韧带走行方向垂直铲剥,将肌肉、韧带从骨面上铲起,可感觉针下有松动感。适用于冈上窝、冈下窝的治疗。

3. **切开剥离法**　几种软组织互相粘连结疤,如肌肉与韧带、韧带与韧带互相结疤粘连时,将刀口线与肌肉、韧带走行方向平行刺入患处,将互相间的粘连、结疤切开。适用于颈部软组织的损伤,也可用于经气聚结点的治疗,可不深达骨面,对于寰枕筋膜、小关节后关节囊可横行切开剥离,治疗时在骨面上进行。

4. **通透剥离法**　某处有范围较大的粘连板结,无法进行逐点剥离,在板结处可取数点进针,进针点都选在肌肉与肌肉,或其他软组织相邻的间隙处,当针接触骨面时,除软组织在骨面上附着点外,都将软组织从骨面铲起,尽可能将软组织互相间的粘连疏剥开来,并将结疤切开,此法颈椎病少用。

5. **切割肌纤维法**　某处因肌纤维紧张、痉挛,引起功能障碍或疼痛,将刀口线与肌纤维走向垂直刺入,切断少量紧张或痉挛的肌纤维,症状即可缓解,对于颈部筋膜紧张、发硬、粘连者,可行先纵切再横切的十字切开剥离。可用于颈部部分肌肉、筋膜痉挛,不可大量切断,也不可过深操作,以免刺伤神经、血管。

四、治 疗 方 法

颈椎病患者由于力学不平衡的相互影响,病变部位较广泛,且位置较深,后枕部、颈椎棘突、横突、小关节、上背部等肌肉、韧带、筋膜附着处均为发病部位,颈部肌肉、韧带、筋膜也可相互粘连发病,这些部位均为小针刀的治疗部位。部分患者肩、上肢也出现明显压痛,颈部也可有结节状、条索状的反应物,这些部位,也用小针刀进行治疗。对于前者,往往粘连较重,施术时手法宜重一些,多做几下;对于后者,粘连较轻,甚至没有粘连,手法宜轻柔,刺入后稍摆动即可,且治疗次数远较前者为少。施术时,1 个点可用一种手法,也可几种手法结合应用。由于颈部神经、血管丰富,相对而言,较胸、腰、骶椎和四肢手法要轻,创伤要小。

1. 寰枕筋膜的治疗　取坐位,令患者头后仰,在枢椎棘突和颅骨接触的地方为进针点,再旁开约 2 寸为左、右进针点,甲紫做好标记,剃毛发,局部常规消毒后,医师将刀锋压在进针点处,刀口线与纵轴平行,针刀体与进针部骨平面垂直进针,到骨面后纵行切割,较重者调转针刀方向,使刀口线与纵轴垂直,横行切开 3～5刀,同样方法做左、右两点。本法适用于颈型、椎动脉型颈椎病神经、血管受压而见头晕、眼花、后枕部麻木、疼痛者。

2. 枕大神经、枕小神经压迫的治疗　取坐位,将枕部上、下项线之间后正中线与乳突连线,中、内 1/3 处为枕大神经,中、外 1/3处为枕小神经。按压疼痛或敏感点,可向上放射,或有结节状、条索状反应物为进针点,局部常规消毒后,刀口线与纵轴平行,与骨面垂直刺入,先纵行切割分离,然后再横行摆动。进针如有触电感,即停止进针,稍调动一下进针点,以免损伤枕大、小神经。此法适用于颈型颈椎病而见头后部痛、麻木者。

3. 项韧带治疗　患者取坐位稍低头或俯卧位,项韧带按压疼痛或酸痛处,或项韧带钙化处为进针点,局部常规消毒后,刀口线与纵轴平行,与皮肤垂直刺入,在进针过程中体验针感,如有阻挡感即为病变部位,可纵行切开 2～3 刀,并纵行剥离,也可横行切开2～3 刀,治疗时多不深达骨面,而在颈后正中软组织间进行,可以治疗 1 个点,面积大,或压痛点多,也可多点治疗。适用于项韧带钙化、项韧带损伤而见项部酸痛、沉重患者的治疗(图 8-1)。

4. 棘上韧带的治疗　取坐位或俯卧位,在颈部棘突压痛明显处为进针点,并仔细按压是在棘突的上、下端,是偏左还是偏右。局部常规消毒后,刀口线与纵轴平行与颈后皮肤垂直进入,直达棘突尖端骨面,给予纵行剥离,如面积较大,可将刀锋退至皮下,改变进针方向进行纵行剥离。如痛点在棘突上缘,使针体和下段颈椎呈 45°,再斜进约 4mm,先纵行剥离,然后向上移动针体 90°,再纵行剥离。如在下缘,同样进行剥离,如遇到韧性硬结,则纵行切开。第 2、第 6、第 7 颈椎椎体棘突压痛多见,可见于颈型和神经根型颈

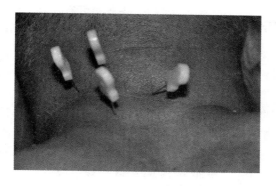

图 8-1　颈部棘上韧带、关节囊、横突治疗

椎病。

5. 小关节囊治疗　取坐位或俯卧位,在棘突间旁开约 1 寸处,找到明显压痛点即为进针点,局部常规消毒后,刀口线与纵轴平行,与进针部皮肤垂直或与上部皮肤呈 80°～90°进针,进针要谨慎,摸索进针,如遇到韧性阻挡感,切开剥离,深达骨面即为小关节囊,先纵行剥离,再调转刀锋 90°,横切几刀关节囊,如压痛点较多,超过 5～7 个点,可分组进行,病变部位多见于中部颈椎和下部颈椎,病变范围较大者,也可见上位胸椎,应一并治疗,多见于神经根型颈椎病、椎动脉型颈椎病和交感神经型颈椎病。针刀术后可配合手法整脊(图 8-1)。

6. 横突治疗　取坐位,正中线旁开约 2 寸,按压到颈椎横突后结节压痛点即为进针点,局部常规消毒后,刀口线与纵轴平行与颈后垂直刺入达横突后结节骨面,先纵行剥离,再横行剥离。或取侧卧位,在环状软骨水平,胸锁乳突肌后缘可扪及第 6 颈椎横突后结节,从乳突至第 6 颈椎横突做一连线,在此连线上从上至下即为第 1—第 5 颈椎横突后结节,其前面的骨性突起而为横突前结节,从侧方按压明显压痛点即为进针点。刀口线方向与纵轴平行,与颈侧平面垂直刺入,达颈椎横突前结节骨面后先纵行剥离,再横行剥离。第1—第5颈椎横突前、后结节均可有压痛,需针刀治疗的点较多,可分组治疗,也可先选部分敏感点治疗,治疗时针刀不要离开骨面,要小幅度轻柔松解,以防刺伤神经、血管。适用于颈型颈椎病、神经根型颈椎病、椎动脉型颈椎病和交感神经型颈椎病的治疗(图8-1)。

7. 肩胛骨内上角治疗　取坐位或俯卧位,在肩胛骨内上角找到敏感压痛点即为治疗点,面积较大时,可选2点,局部常规消毒后,刀口线与纵轴平行,针体与背平面垂直刺入,先纵行剥离,然后针身倾斜与肩胛骨平面呈130°,在肩胛骨边缘骨面上做纵向切开剥离。用于有背痛的颈椎病,多为下位颈椎病变(图8-2)。

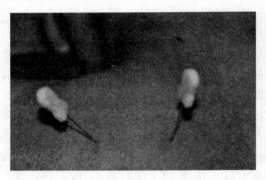

图8-2　肩胛骨内上角、冈上窝治疗

8. 冈上窝治疗　取坐位稍弯腰,在冈上窝找到敏感压痛点,局部常规消毒后,刀口线与冈上肌纤维走向平行,与背垂直刺入,深达骨面,先纵行剥离,再横行剥离(图8-2)。压痛面积较大,可将针刀退至皮下,移动针体向不同方向刺入,再做先纵行后横行的剥离,或另选痛点进行剥离。适用于有上背痛、冈上窝有明显压痛的颈椎病。

9. 冈下窝治疗　取坐位稍弯腰或俯卧位,在冈下窝找到压痛点即为进针点,刀口线与冈下肌走向平行,与背平面垂直刺入,深达骨面后先纵行剥离,再横行剥离,粘连较重者,做通透剥离,压痛面积较大时,可选 2~3 个点治疗,也可选 1 个点垂直治疗后,再将针退至皮下,移动针体朝不同方向再进针进行剥离(图 8-3)。治疗时酸痛感多较重,可加快剥离速度且手法轻柔些以减轻刺激,减少痛苦,也可适当以麻醉药浸润注射,再针刀剥离,此法用于有背痛、冈下窝有明显压痛的颈椎病。

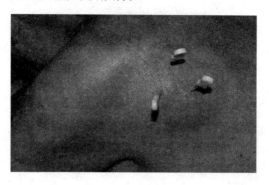

图 8-3　冈下窝治疗

10. 肩、上肢的治疗　颈椎病患者,肩与上肢疼痛可无可有,可轻可重,面积可大可小,痛点可多可少,病变不同,部位多不固定,根据疼痛部位仔细触摸压痛点,触按要全面、细致,不要遗漏,治疗时患者取坐位,将患肢肘部放于治疗床上,或取侧卧位,或俯卧位,在压痛点处做好标记,局部常规消毒后,刀口线与所在部位肌纤维走行方向平行,与皮肤垂直刺入,深度可达软组织间,也可达骨面,手法多轻柔,刺入后摆动一下即可(图 8-4,图 8-5)。对于合并上肢粘连较重者也可做剥离治疗,用于神经根型颈椎病。

11. 筋膜的治疗　颈椎病患者多有颈、肩、臂筋膜的紧张、发硬、粘连,表现为颈肩背发紧、发硬、发皱、酸沉等,或病变范围较广泛,必须松解筋膜。取俯卧位或坐位,局部常规消毒后,于颈后、肩部、上背部、上肢等压痛、酸胀、沉紧部位为进针点,依次行先纵行

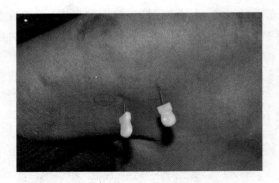

图 8-4　上臂后侧治疗

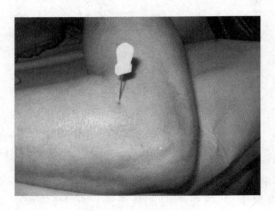

图 8-5　前臂前外侧治疗

再横行十字切开剥离,使筋膜松解,可选几个点、十几个点不等,深度为达深浅筋膜层,不必达骨面,相对较为安全。对于颈部压痛不明显、局部无不适者,如单纯性椎动脉型、交感神经型颈椎病等,也可在颈部松解筋膜,亦多有较好疗效。有些颈椎病患者,只松解颈部筋膜即可。其原因为筋膜交织成网,松解后筋膜的牵拉、压力解除,肌肉、肌腱等得以放松,血液循环增加,颈部结构改变有所缓解,对神经、血管的牵拉、刺激缓解,故症状逐步减轻。

治疗时,以上治疗点可根据病情、压痛的程度适当选择,一般1 次选择 5～7 个点,5d 治疗 1 次,下次治疗可选已治疗的点,也可选未治疗的点,据病情和压痛点变化而定。治疗时可选一个体位,也可选多个体位,对于畏针者,宜取俯卧位,可适当用局部麻醉药,治疗后可配合牵引和手法整脊,尤其是对颈椎体移位者必须配合手法治疗,以恢复错位,手法可多次运用,不一定一次到位。

五、注 意 事 项

1. 颈部神经、血管丰富,在进针过程中,要摸索进针,遇到触电感或疼痛较重,说明刺到神经或血管,应稍退并改变进针方向后再进针。

2. 治疗较深部位,应小幅度在骨面上操作,不可离开骨面,也不可幅度过大,以防刺伤重要神经、血管和脊髓。

3. 治疗下位颈部横突和肩胛骨内侧角,不可刺入过深,以防刺破肺。

4. 术前必须摄 X 线片或 CT 检查,以诊断是否有骨质破坏或骨质疏松。对于肿瘤、结核等骨质破坏者,不能做小针刀,对于骨质疏松者要慎用。

5. 血友病、再生障碍性贫血等出血性疾病不能做小针刀,以防造成出血。

6. 局部有皮损或感染者不能做小针刀,以防发生感染。

7. 有高血压、心脏病、发热者要慎用小针刀,以免出现并发症。高血压、心脏病等严重内脏疾病可服药后再治疗,且手法宜轻,发热患者退热后再治疗。

8. 年老体质虚弱者要慎用,或先用局部麻醉药后再做小针刀。

9. 小针刀治疗时要严格无菌操作,以免发生感染。

第9章 物理疗法

物理疗法是运用物理因素治疗疾病的方法,简称理疗,包括运用电、光、声、磁、冷、热等人工物理能进行治疗。物理疗法具有降低神经的兴奋性,调节自主神经的功能紊乱,促进血液循环、改善组织代谢,加速致痛物质的排泄,缓解颈部肌肉紧张、痉挛,消除无菌性炎症等,从而达到治疗目的。

物理疗法无创伤、无痛苦,一般无不良反应,且治疗时较为舒适,易被患者接受,多作为颈椎病的辅助疗法,可配合针灸、小针刀、推拿、穴位注射、药物等其他疗法,部分理疗设备也可作为颈椎病家庭保健的器械。颈椎病常用的理疗为电疗法、光疗法、磁疗法、超声波疗法、拔罐疗法等。

一、电 疗 法

电疗法是应用电治疗疾病的方法。根据电的频率不同,分为3大类。低频电疗法,是采用 0～1000Hz 的低频电流,包括直流电药物离子导入疗法、电兴奋疗法、直流电疗法等。中频电疗法,采用 1～100kHz 中频电流,包括等幅正弦中频电疗法、调制中频电疗法、干扰电疗法、音乐电疗法等。高频电疗法,采用 100～300kHz 的高频电流,包括短波疗法、超短波疗法等。常用的电疗法如下。

1. **超短波疗法** 运用波长 1～10m、频率 30～300MHz 超短波治疗疾病的方法称为超短波疗法。

（1）治疗作用：超短波的作用较深，可使局部温度升高，具有促进血液循环、加速代谢产物、无菌性炎症、水肿消散吸收，降低肌肉张力、缓解肌肉痉挛等作用。

（2）治疗方法：电板分别放置颈椎前后，间隔 2～3cm，微热或温热量，每次 20～30min，每日 1 次，10 次为 1 个疗程。

2. 离子透入疗法 离子透入疗法是促进离子进入皮肤的一种治疗方法，具有祛风散寒、活血化瘀、舒筋活络、通经止痛的作用，适用于软组织损伤、无菌炎症及颈、肩、腰、腿痛等。

（1）治疗作用：人体中含有多种元素，分为宏量元素、微量元素 2 大类，微量元素有铁、铜、锌、锰、钴等 40 余种，对维持人体正常生理活动和机体内环境的动态平衡，神经、肌肉、骨骼等组织的生长、发育、代谢等有着重要作用，尤以铁、铜、锌等元素的作用更显著。离子透入法具有直流电与药物的双重作用，电解质溶于水中，发生离子电离现象，根据同性相斥的原理，药物阳离子在阳极下导入机体，阴离子在阴极下导入人体，促使对机体有利的离子进入机体，从而调整机体内环境以治疗疾病。同时也可刺激人体腧穴、经络而产生作用，部分药物还随血液、淋巴液进入机体产生作用。

（2）治疗方法：用直流电或感应电配合离子液机械地将离子导入人体，将选择的药物煎液浓缩取汁储存备用。选用一定规格的中药离子导入治疗仪，先将二电极板套上布套，再将药汁 10～30ml 滴于二极板布套上，根据辨证分经确定治疗部位，正极在上、负极在下，正极放在颈部，属阳明经病负极放在手三里、合谷等；属少阳经病负极放在外关、天井等；属太阳经病负极放在支正、后溪等；属太阴经病负极放在尺泽、列缺等。由于电极板有一定面积，对于多经同病者，可同时治疗，将二电极板及布套置于选定部位，开启治疗仪，调节电流输出量，使患者适宜为止，每次 20min，每日 1 次，10 次为 1 个疗程。

（3）常用中药：川乌、草乌、川芎、威灵仙、鸡血藤、没药、红花、丹参、桑枝、透骨草等。

（4）注意事项：正、负电极不可错置，局部皮肤溃破者慎用。

3.干扰电流疗法　将两种不同频率的中频电流，通过两组4个电极交叉地输入人体，在机体深部组织产生一个干扰场以治疗疾病的方法称干扰电流疗法。

（1）治疗作用：干扰电流疗法能引起肌肉收缩、加速血液回流，使局部温度升高，改善局部血液循环，促进渗出、水肿的吸收。可提高痛阈，有明显的止痛作用。还能调节自主神经，对交感神经型颈椎病有治疗作用。

（2）治疗方法：选用90～100Hz、50～100Hz治疗，电流强度以人体感觉阈、运动阈和可以耐受的最大限度为准，每次治疗20～30min，差额选1～2种，每种差额作用时间1～10min，每日1次，10次为1个疗程。

（3）注意事项：血栓性静脉炎、严重心脏病忌用。

4.音频电疗法　音频电疗法是应用频率为1000～5000Hz的中频电流治疗疾病的一种方法，又称等幅正弦中频电疗法。常用频率为2000Hz。

（1）治疗作用：能使血管扩张，调节、改善局部血液循环，减少渗出、消除炎症和肿胀，促进血管、神经的恢复。还能刺激粘连或瘢痕组织，使之产生震动，从而得以松解和软化。

（2）治疗方法：将包绕电极的纱布浸湿，两电极放在病变部位上下两端或左右两侧，颈椎病将一电极放于颈部，另一电极放在上背部肩部或上肢。电流强度以患者能耐受为度，每次20～30min，每日1次，10次为1个疗程。

（3）注意事项：体内有金属异物者，局部禁用，装置有心脏起搏器者禁用。

5.微波电疗法　利用波长为10～15cm的超高频电磁波，经辐射器作用于人体进行治疗，常用微波电波长为10～15cm，频率为$(2\sim3)\times10^8$周/秒。

微波对人体组织的穿透能力与振荡频率有关，频率愈高，穿透能力愈弱,目前微波穿透组织的深度可达 4～5cm。

(1)治疗作用:可使局部深层温度升高,促进血液循环加快,引起继发性静脉扩张,增加组织的营养和代谢。并能加速炎症的消散和吸收,对神经有抑制作用,可缓解局部肌肉的紧张、痉挛。

(2)注意事项:活动性肺结核、严重心功能不全、恶性肿瘤患者不宜使用。

6. 正弦调制中频电疗法　由低频电流调制为中频电流进行治疗,其频率为 2～5kHz,调制用的低频率为 10～150Hz。

(1)治疗作用:正弦调制中频电流作用于机体时,有明显的舒适振动感,可使皮肤痛阈升高而达到止痛作用,且即时止痛效果较为突出。对交感神经有抑制作用,能改善脑血流和上肢血液循环,并改善心肌血液供应使心率下降。电流经过组织时,由于肌肉收缩可感到轻微震颤而起到按摩作用,可使血管扩张,改善局部血液循环,促进渗出物、水肿的消散吸收。

(2)治疗作用:干扰电疗法的一般电极即可,用半波型电流时,加厚衬垫。强度以耐受为度,每次 20～30min,每日 1 次,10 次为1 个疗程。

(3)注意事项:急性炎症、有出血倾向、恶性肿瘤者忌用。

二、光　疗　法

光疗法是应用日光或人工光源防治疾病和促进机体康复的方法。现代应用的人工光源有可见光线、红外线、紫外线等。光的基本效应是热效应、光电效应、光化学效应、荧光效应。治疗颈椎病多选用红外线、激光等。

1. 红外线疗法　在太阳光谱中,波长 0.76～400μm 的一段称红外线,为不可见光线,由热光源产生,对视网膜不产生光感,有强烈的热效应。

(1)治疗作用:使局部温度升高,血管扩张、血流加速,改善局部血液循环,促进机体新陈代谢。能增强白细胞吞噬功能和免疫作用,促进局部渗出物的吸收和炎症的消散。降低神经兴奋性,可消除疼痛、缓解肌肉紧张、痉挛。

(2)治疗方法

①红外线辐射器:红外线灯、白炽灯、石英红外线等。

②剂量:照射距离一般为 30~60cm,时间为 15~30min,可根据患者感受、皮肤红斑反应、医生手温感而定,一般患者应有舒适热感,皮肤出现绯红色红斑为宜,可通过距离来进行自我调节。

③频率与疗程:每日 1 次,10 次为 1 个疗程。

(3)注意事项:有出血倾向、高热患者、活动性结核、重度动脉硬化者禁用。治疗过程中如有疲乏无力、睡眠不好、头晕等应停止治疗,防烫伤。

2. 特定电磁波治疗　特定电磁波治疗仪又称 TDP 辐射器、神灯等。其辐射光谱为连续光谱,包含了很大部分红外线和远红外线。

(1)治疗作用:特定电磁波治疗仪能起红外线热的效应,同时其辐射板上的涂料为人体需要的 30 多种微量元素,当辐射板加热到一定温度(40℃),多种微量元素受热激发,辐射出特定的电磁波,调整干扰病变区机体内相同微量元素的辐射波,产生热疗所不具备的综合效应,使病变部位血管扩张,血液循环加快,增强新陈代谢,加快局部组织的修复能力,促进渗出物水肿的吸收,而达消炎、消肿、止痛、止痒,缓解肌肉紧张、痉挛,用以治疗内、外、妇、儿等科疾病,尤以骨科颈椎病、肩周炎、骨质增生、椎间盘突出、跟骨刺等。

(2)治疗方法:照射距离 20~30cm,每次 45min,每日 1 次,10次为 1 个疗程。

3. 激光疗法　用激光治疗疾病的方法称为激光疗法。激光是受激辐射式光频放大器的简称,临床上用以治疗颈椎病的是氦氖激光。其工作物质是氦氖原子,用高压高频电场激励,辐射出来的是波长为 632.8nm 的红色激光,连续式发射,功率为 1~

100mW,常用的输出功率为 2～25mW。

(1)治疗作用:氦氖激光具有单色性好、方向性强、亮度高、相干性好、穿透力强等特点。对组织有光压强作用和电热效应,能使血管扩张、血流加速,细胞及血管壁的通透性增强,使组织所需的营养物质得到改善,细胞尤其是白细胞代谢旺盛,活力增强,并可提高组织痛阈,降低神经末梢的兴奋性,从而达到消炎镇痛的目的。同时照射腧穴可以调节人体脏腑经络的功能,对机体起良性调节作用。且腧穴激光疗法具有无痛、无菌、无损伤、简便安全、治疗作用广泛等特点。

(2)治疗方法:侧卧位或俯卧位,距激光器 1m 左右,辨证后选取腧穴、阿是穴,然后对准穴位照射,照射距离约为 20cm,每穴约5min,每次约 20min,每日 1 次,10 次为 1 个疗程。

三、超声波疗法

超声波疗法是将超声波作用于人体以治疗疾病的方法。超声波是每秒振动频率在 20kHz 以上的机械振动波,常用的超声波频率一般为 800～1000kHz。

1. 治疗作用　超声波作用于人体引起机械振动的微细按摩效应、温热效应、多种理化效应而产生治疗作用。

(1)能降低神经的兴奋性,使神经传导减慢,有较好的镇痛、缓解肌肉痉挛作用。

(2)加速局部血液循环,提高细胞通透性,改善组织营养,促进水肿的消散吸收。

(3)能促进结缔组织分解、松解粘连、软化瘢痕。

(4)作用于神经节能调节神经、血管和脏器的功能。

2. 治疗方法　多运用小剂量、低强度($0.5～1W/cm^2$)治疗,每次固定法 1～5min,移动法 5～10min,每日 1 次,10 次为 1 个疗程。

3. 注意事项　恶性肿瘤、急性炎症、活动性出血、孕妇下腹部禁用。

四、磁 疗 法

磁疗法是应用磁场治疗疾病的方法。

1. 治疗作用 利用外磁场作用于人体可以调节人体组织内生物电磁,改变代谢与生物化学过程,也能通过穴位刺激调节脏腑经络的功能。

(1)能降低神经的兴奋性,提高痛阈,缓解疼痛。

(2)改善局部血液循环,促进新陈代谢,加速渗出吸收。

(3)增加血管的通透性,增强免疫功能,促进炎症消散和炎症产物排泄。

(4)对癌细胞有一定的抑制、杀伤作用。

(5)抑制大脑皮质,改善睡眠。

2. 治疗方法 临床上多用静磁场疗法,将磁片置于穴位表面,产生恒定磁场以治疗疾病。常用以下贴法。

(1)直接贴敷法:将磁片或磁珠直接贴敷于腧穴,进行穴位刺激的方法,为临床磁疗法最常用、最基本的方法。辨证选穴后,先用75%乙醇穴区消毒,干燥后将磁片或磁珠放置穴区或阿是穴,再用胶布固定,常用单块贴敷法、双块对置法、双块并置法,每周2次。

(2)间接贴敷法:将磁片缝入衣服、口袋、护腕等制成磁衣、磁带、磁护腕等,使磁片对准穴位或病灶以治疗疾病,适用于对胶布过敏者,磁片过大不易胶布固定、长期治疗的慢性病人等。

(3)耳穴贴磁法:将直径约1mm的小磁球置于所选耳部穴位,然后胶布固定,3d 1次,两耳交替进行。

3. 注意事项 贴磁疗法的不良反应多在2d内出现,如心悸、心慌、恶心、嗜睡、乏力、头晕、低热等,轻者可继续治疗,严重者可取下磁片,中断治疗。

五、其 他 疗 法

1. **拔罐法** 拔罐法是指用燃火、抽气等方法使罐的气压低于大气压,并使其吸着于病痛部穴位处的体表,以治疗疾病的方法。常用的是火罐,用闪火法。多作为颈椎病的辅助疗法。

(1)治疗作用:拔罐法具有温经通络、除湿散寒、行气活血、消肿止痛的作用,其作用机制如下。

①负压作用:能使局部毛细血管破裂及毛细血管通透性发生改变而产生局部瘀血,红细胞受到破坏而出现自身溶血现象,随即产生类组胺的物质,随体液周流全身,对机体产生良性刺激,促使功能恢复。

②温热作用:火罐的温热刺激可使血管扩张,血液循环加强,促进新陈代谢。

③调节作用:通过对腧穴的刺激,调节经络的运行,进而达到调节脏腑的目的。

(2)治疗方法:根据颈椎病的病痛部位选取相应的施术部位和火罐型号,用闪火法或贴棉法将罐吸附于施术部位,可一罐,也可多罐(图 9-1),8~10min 取下,以不起疱为度,隔日 1 次,10 次为 1个疗程。

2. **水疗法** 应用水治疗疾病的方法称为水疗法。利用不同温度、压力、成分的水,采用不同的形式来防治疾病,颈椎病患者用温水浴,水温在 37℃ 以上。

(1)治疗作用:水能与身体各个部位密切接触,是传递刺激最方便的物质;水又为良好的溶剂,可溶解多种物质,便于发挥水疗药物的化学刺激。水具有静压力和浮力,人工加压后产生冲击力,有较好的机械作用。

①温热刺激:人体有冷热的感觉,主要通过皮肤,然后由神经传导至中枢,短时间的温水浴可加速血液循环,减少疲劳,较长时间的温水浴可使肌张力减低,疼痛痉挛减轻。

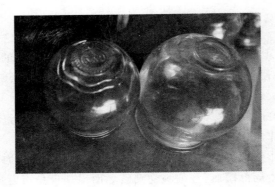

图9-1 拔罐

②静压作用:静水压力与水的深度成正比,静水压可改善血液、淋巴回流。

③浮力作用:人体在水中有一定浮力,浮力大小等于排水的重量,约为体重的 9/10,故运动功能障碍者,适于在水中克服重力锻炼。

④冲击按摩作用:水由一定压力或一定高度向人体冲击作用于体表,将产生冲击按摩作用,可使血管扩张、血流加速、肌肉松弛、代谢增高。

⑤化学作用:水疗的化学刺激取决于溶解在水中的各种矿物质、气体、药物的作用,如天然矿泉水浴、人工海水浴、药物浴等。

综合以上作用,水疗能加速血液循环,增强新陈代谢,缓解肌肉痉挛,利于无菌性炎症的消散吸收。

(2)治疗方法

①温水浴,温度 37～42℃,每次 15～30min,每日 1 次,10 次为 1 个疗程。

②中药浴,根据病证病情,辨证选方,颈椎病多用祛风散寒、舒筋活络、活血化瘀、消肿止痛中药,如荆芥、防风、透骨草、桂枝、桑枝、葛根、当归、赤芍、川芎、苏木、伸筋草、威灵仙等,水煎取液加入

热水浴治疗,每次 15～30min,每日 1 次,10 次为 1 个疗程。

3. **牵引疗法** 牵引疗法是利用外力,对身体某一部位或关节施加牵引力,使其发生一定的分离,周围软组织得到适当的牵伸,从而达到治病目的的一种疗法。为颈椎病较为常用的治疗方法。

(1)治疗作用

①解除肌肉痉挛,使肌肉放松,缓解疼痛。

②促进炎症消退。牵引使脊柱得以制动,减少运动刺激,有利于损伤的软组织修复,促进充血、水肿的消退和吸收。

③松解软组织粘连,牵伸挛缩的关节囊和韧带。

④调整脊柱后关节的微细改变,使关节突关节的错位得到复位。

⑤增大椎间隙和椎间孔,改变突出物或骨赘与周围组织的相互关系,减轻神经根、椎动脉受压,改善临床症状。

⑥改善或恢复脊柱的正常生理弯曲。

⑦使扭曲于横突孔的颈椎动、静脉得以伸张。

(2)治疗方法

①体位:颈椎牵引常用的体位是坐位和卧位,以坐位最为常用。

②角度:如病变部位在下颈段,则主要作用于下位颈椎,牵引角度应稍前倾,可在 15°～30°,如病变部位在寰枢关节或上段颈椎,则前倾角度要小或垂直牵引,并结合患者的舒适来调整角度。

③重量:间歇牵引的重量为患者体重的 10%～20%,也可掌握为 5～15kg。持续牵引则应适当减轻,开始时 2～3kg,逐渐增加至 4～6kg。

④时间:牵引时间连续牵引约 20min,间歇牵引 20～30min,每日 1 次,10 次为 1 个疗程。

⑤方式:多数为连续牵引,也可用间歇牵引或两者结合运用。

(3)注意事项

①颈椎牵引结束时,应逐渐降低牵引力量,使牵引绳完全放松,取下牵引套,静止片刻,再缓慢活动颈椎,然后站起来。

②牵引 6～8 次,如果症状没有改善或反而加重,应停止牵引。

4. 颈托、颈围　颈托、颈围是颈椎病辅助治疗器具,能起到控制颈椎和保护颈椎,达到制动目的的治疗方法(图 9-2)。颈托可应用于各型颈椎病,对急性发作期患者,尤其对颈椎间盘突出症、交感神经型及椎动脉型颈椎病的患者更为适合。

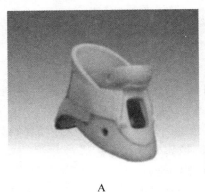 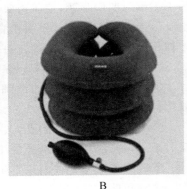

A   B

图 9-2　颈托、颈围

A. 颈托;B. 颈围。

(1)颈托、颈围的作用功能:①将颈椎固定于所需位置;②使颈椎保持制动与稳定状态,从而减少颈椎活动对神经、血管的刺激,减轻症状;③维持颈椎内在平衡,保持椎间关节相对稳定,利于康复;④局部制动,有利于颈椎错位整复后的稳定与关节囊韧带的修复。

(2)颈托、颈围使用方法:①将其颈部置正中位,头部仰至嘴角和耳垂的连线与地面垂直,鼻尖与肚脐呈一直线;②选择合适的颈托;③ 将颈托小心地穿入后颈,将下颌垫小圆点与受伤者的下颌吻合;④小心绑紧颈托或给颈围充气。

(3)注意事项:颈托、颈围不宜长期佩戴,因长期应用颈托和颈围可以引起颈背部肌肉萎缩、关节僵硬,应在症状逐渐减轻后及时除去,加强肌肉锻炼。

第 10 章 穴位注射疗法

穴位注射疗法,是运用中西药物注入有关穴位来调整脏腑经络的功能,以治疗疾病的方法。

一、穴位注射的作用及特点

穴位注射具有穴位、针刺、药物的多种作用。药物注射穴位,给穴位一定量的刺激,通过穴位调节机体经络,进而调节脏腑气血的功能,而起到扶正祛邪、疏通经络的目的。穴位注射刺激穴位较针刺刺激量大,作用持久,根据所选穴位的特异性,而发挥不同的作用,如活血化瘀、祛风散寒、益气养血、补肾壮骨、温通经脉、除痹止痛等。同时药物直接作用于腧穴,还具有一定的药理作用,弥散于穴位的药物,通过经络反射和经络循环途径,迅速并持续地作用于相应的脏腑器官,以平衡协调阴阳、调整脏腑。药物的作用不同其发挥的治疗作用也不相同,活血化瘀药具有活血化瘀、通络止痛的作用,多用于瘀血型颈椎病;温经散寒药具有温通经脉、散寒止痛的作用,用于风寒型颈椎病;补肾壮骨药具有补益肝肾、强壮筋骨的作用,用于肝肾亏虚型颈椎病等。因此,穴位注射疗法不仅为针刺治病提供了多种有效的特异性穴位刺激物,而且为药物提供了有特异性的给药途径,是一种较为理想的治疗方法。

穴位注射与其他疗法相比,具有一些无法比拟的特点。

1. 复合作用　穴位注射既有针刺对穴位的机械作用,又有药物的化学作用,且两者发生协同作用,利于提高疗效。

2. 不良反应小 穴位注射药物用量约为肌内注射的 1/3,用较小的剂量,即可获得和大剂量肌内注射同样的效果,由于用药量的减少,其不良反应也明显降低,尤其对不良反应较大的药物,穴位注射为一种较为理想的给药途径。

3. 作用时间长 穴位注射刺激量大,持续时间长,且药物吸收需一定时间,因此可维持较长的治疗时间。

4. 治疗时间短,易于掌握 穴位注射 2～3min 即可完成,远较针刺时间短,且注射方法比针刺手法简单,易于掌握,便于推广应用。

二、常 用 药 物

1. 常用中药 穴位注射常用中药多选用祛风散寒、活血化瘀、舒筋活络、补肾壮骨、消肿止痛的中药。

(1)秦艽注射液

①药物与含量:秦艽,每毫升含秦艽生物碱 5mg。

②功效与主治:祛风除湿、舒筋活络,主治颈椎病、肩周炎、风湿性关节痛等。

③用法与用量:穴位注射或肌内注射,每日 1 次,每次 2ml。

(2)川芎注射液

①药物与含量:川芎,每毫升相当于生药 100mg。

②功效与主治:理气活血,祛瘀止痛,主治血瘀型颈椎病、肩周炎、跌打损伤等。

③用法与用量:穴位注射或肌内注射,每日 1 次,每次 0.5～2ml。

(3)丹参注射液

①药物与含量:丹参,每毫升相当于生药 2g。

②功效与主治:活血化瘀、通经止痛,主治血瘀型颈椎病、肩周炎、冠心病、心绞痛、心肌梗死等。

③用法与用量:穴位注射或肌内注射,每日 1 次,每次 2～

4ml,也可用于静脉滴注。

（4）川乌注射液

①药物与含量：川乌，每毫升含乌头总生物碱 0.05mg。

②功效与主治：祛风除湿、散寒止痛，主治风寒型颈椎病、肩周炎、风寒湿痹、历节风痛、软组织劳损、四肢疼挛等。

③用法与用量：穴位注射或肌内注射，每日 1 次，每次 2ml,心脏病慎用。

（5）丁公藤注射液

①药物与含量：丁公藤，每毫升相当于丁公藤 2.5g。

②功效与主治：祛风除湿、活血止痛，用于颈椎病、肩周炎、风湿性关节炎、类风湿关节炎、坐骨神经痛、腰肌劳损、肥大性腰椎炎、外伤性关节炎等。

③用法与用量：穴位或肌内注射，每日 1 次，每次 2ml。

（6）祖司麻注射液

①药物与含量：祖司麻，每毫升含祖司麻 0.5g。

②功效与主治：祛风除湿、活血止痛，用于颈椎病、肩周炎、风湿性关节炎、类风湿关节炎等。

③用法与用量：穴位或肌内注射，每日 1 次，每次 2ml。

（7）复方狗脊注射液

①药物与含量：狗脊、穿山龙、红花、当归、独活、防风、桂枝、甘草。每毫升相当于生药 0.65g,其中狗脊 0.1g,穿山龙 0.1g,红花 0.1g,当归 0.1g,独活 0.05g,防风 0.05g,桂枝 0.05g,甘草 0.1g。

②功效与主治：祛风除湿、强筋健骨，用于颈椎病、肩周炎、风湿性腰腿痛、软组织损伤等。

③用法与用量：穴位或肌内注射，每次 2～4ml,每日 1 次。

（8）复方丹参注射液

①药物与含量：丹参、降香，每毫升相当于生药 2g,其中丹参、降香各 1g。

②功效与主治：活血化瘀、行气止痛。用于血瘀型颈椎病、肩

周炎、心绞痛、心肌梗死等。

③用法与用量:穴位或肌内注射,每次 2～4ml,每日 1 次,也可静脉滴注。

(9)复方三七注射液

①药物与含量:三七、丹参、川芎、降香。每毫升相当于生药 0.875g,其中三七 0.125g,丹参 0.25g,川芎 0.25g,降香 0.25g。

②功效与主治:活血化瘀、消肿止痛、理气开窍。用于血瘀型颈椎病、肩周炎、心肌梗死、心绞痛、冠状动静脉硬化。

③用法与用量:穴位或肌内注射,每次 2～4ml,每日 1 次。

(10)通络注射液

①药物与含量:羌活、独活、细辛、防风。每毫升相当于生药 1g,羌活、独活、细辛、防风各 0.25g。

②功效与主治:祛风除湿、温经散寒、通络止痛。用于风寒型颈椎病、肩周炎、关节痛、腰腿痛等。

③用法与用量:穴位或肌内注射,每次 2～4ml,每日 1 次。

(11)复方寻骨风注射液

①药物与含量:寻骨风、当归、桂枝、红花、川乌、草乌。每毫升相当于生药 1g,其中寻骨风 0.35g,当归 0.25g,桂枝 0.15g,红花 0.2g,川乌、草乌各 0.025g。

②功效与主治:舒筋活络、活血化瘀、温经散寒、祛风止痛。用于血瘀型及风寒型颈椎病、肩周炎、风湿性关节炎、类风湿关节炎、坐骨神经痛、感染性多发性神经炎、三叉神经痛。

③用法与用量:穴位或肌内注射,每次 2～4ml,每日 1 次。

(12)黄芪注射液

①药物:黄芪。

②功效与主治:益气养元、扶正祛邪、养心通脉、健脾利湿。用于脾胃虚弱、气血不足之颈椎病、膝关节骨性关节炎,心气虚损、血脉瘀阻所致的病毒性心肌炎,心功能不全及脾虚湿困所致的肝炎。

③用法与用量:肌内或穴位注射,每次 2～4ml,每日 1～2 次;

静脉滴注,每次 10～20ml,每日 1 次。

④禁忌:对本药过敏者禁用。

(13)红花注射液

①药物与含量:红花。

②功效与主治:活血化瘀,消肿止痛。主要用于治疗血瘀型颈椎病、肩周炎、腰椎间盘突出症、膝关节骨性关节炎、闭塞性脑血管疾病、冠心病、心肌梗死;对高脂血症、糖尿病并发症、脉管炎、月经不调、类风湿关节炎等有辅助治疗作用。

③用法与用量:治疗闭塞性脑血管疾病、脉管炎,静脉滴注,每次 15ml,每日 1 次,15～20 次为 1 个疗程。治疗冠心病,静脉滴注,每次 5～20ml,稀释后应用,每日 1 次,10～14 次为 1 个疗程;肌内注射,每次 2.5～5ml,每日 1～2 次;穴位注射,每次 2.5～5ml,每日 1 次。

(14)丹红注射液

①药物与含量:丹参、红花、注射用水。

②功效与主治:活血化瘀,通脉舒络。用于瘀血闭阻所致的胸痹及中风,证见:胸痛、胸闷、心悸、口眼㖞斜、言语謇涩、肢体麻木、活动不利等;冠心病、心绞痛、心肌梗死、瘀血型肺源性心脏病、缺血性脑病、脑血栓。

③用法与用量:肌内或穴位注射,每次 2～4ml,每日 1～2 次;静脉注射,每次 4ml,加入 50% 葡萄糖注射液 20ml 稀释后缓慢注射,每日 1～2 次;静脉滴注,每次 20～40ml,加入 5% 葡萄糖注射液 100～500ml 稀释后缓慢滴注,每日 1～2 次;伴有糖尿病等特殊情况时,改用 0.9% 的生理盐水稀释后使用。

④注意事项:可能出现皮疹、瘙痒、头痛、头晕、心悸、寒战、发热、面部潮红、恶心、呕吐、腹泻、胸闷、呼吸困难、喉头水肿、抽搐等不良反应,停药后均能恢复正常。

有出血倾向者禁用,孕妇及哺乳期妇女忌用,月经期慎用。

2. 常用西药

(1)维生素 E 注射液

①作用与主治:有抗氧化作用,用于治疗肌营养不良、肌萎缩性脊髓侧索硬化、习惯或先兆流产、不育症、肝性脑病等。穴位注射用于治疗颈椎病、腰腿痛等。

②用法与用量:穴位或肌内注射,每次 5~50mg,每日 1 次。

(2)维生素 B_1

①作用与主治:维持神经、心脏和消化系统的正常功能,促进新陈代谢,用于神经炎、食欲缺乏、颈椎病、肩周炎的辅助治疗。

②用法与用量:穴位或肌内注射,每次 100~200mg,每日 1 次。

(3)维生素 B_6

①作用与主治:参与氨基酸与脂肪的代谢,用于神经炎、妊娠呕吐、颈椎病、肩周炎的辅助治疗。

②用法与用量:穴位或肌内注射,每次 100~200mg,每日 1 次。

(4)维生素 B_{12}

①作用与主治:参与蛋白的合成,用于维生素 B_{12} 缺乏性贫血、神经损害、颈椎病、肩周炎的辅助治疗。

②用法与用量:穴位或肌内注射,每次 50~200μg,每日 1 次。

(5)葡萄糖注射液

①作用与主治:葡萄糖可补充水分和热量,穴位注射利用溶液渗透压对穴位的刺激作用,浓度越大,刺激性越大,用于颈椎病、肩周炎的辅助治疗。

②用法与用量:穴位注射 5%~10%葡萄糖注射液,每次 5~10ml,每日 1 次。

(6)甲钴胺注射液

①作用与主治:甲钴胺是一种内源性的辅酶 B_{12}。在由同型半胱氨酸合成蛋氨酸的转甲基反应过程中,作为蛋氨酸合成酶的

辅酶起重要作用。甲钴胺易转移至神经细胞的细胞器,从而促进核酸和蛋白质的合成,促进轴索内输送和轴索再生对由链佐星引起糖尿病大白鼠的坐骨神经细胞,可使轴索结构蛋白质的输送正常化。用于末梢性神经障碍、因缺乏维生素 B_{12} 引起的巨红细胞性贫血。

②用法与用量:末梢性神经障碍,成人每日 1 安瓿(含甲钴胺 $500\mu g$),每周 3 次,肌内注射或静脉注射。巨红细胞性贫血,成人每日 1 安瓿(含甲钴胺 $500\mu g$),每周 3 次,肌内注射或静脉注射。投药约 2 个月后,作为维持治疗 1～3 个月每次 1 安瓿。穴位注射,每次 $500\mu g$,每 2 日 1 次。

三、穴 位 选 择

颈椎病穴位注射选穴原则同毫针针刺一样,都是辨证分经,循经选穴,多选风池、天柱、大杼、肩井、肩中俞、曲垣、天宗、肩贞、巨骨、肩髃、手三里等,但穴位注射与针刺又不尽相同,其具体选穴原则如下。

1. 少而精　穴位注射与针刺相比就是取穴比较少,每次 3～5 个穴位,可以说是少而精,如果穴位较多时,可分组交替进行,也可主要穴位用穴位注射法,次要穴位用针刺法。

2. 辨经选穴　根据颈椎病的发病部位、临床症状、体征等辨证分经,看属哪一经还是几个经病变,然后依照远近选穴法、循经选穴法等选取相应的穴位。

3. 阳性反应点　颈椎病患者,通过详细的检查,会发现一些阳性反应点,如压痛点、按压疼痛麻木放射点及结节样、条索样反应物等,这些反应点,有的在颈部,有的在上背部,有的在上肢等,都是治疗的重点部位,也是穴位注射的选穴部位,随着治疗的进展,这些阳性反应点逐渐消失。

4. 经验选穴　有些穴位,对颈椎病有较好的治疗作用;颈臂穴详见针刺、颈痛穴详见平衡针、肩痛穴详见平衡针部分。

四、操 作 方 法

1. **操作程序**　根据颈椎病所选穴位和用药量的不同选择合适的注射器、针头，一般用 5ml、10ml 注射器，6 号针头，局部常规消毒后，用快速进针法刺入，然后上下提插，探得酸、胀、沉等得气感，回抽无回血，即可推注药液。如果有触电感，则稍改变进针角度，推药速度视患者体质、患者反应不同而有所区别。体质弱者用轻刺激、缓慢推注药液；体质强者用重刺激，较快推注药液。如推注过程中患者反应较强者，可放慢速度，如反应较小者，可适当加快速度。

2. **注射角度、深浅**　根据穴位位置的不同选用不同进针角度，颈部、上背部多垂直刺入，上肢部多向上斜刺进入。进针深度一般 2～3cm，以患者出现酸、胀、沉感为度。患者胖者，可稍深些，患者瘦者，可稍浅些，肌肉丰厚处，可稍深些，肌肉较薄处，可稍浅些，特殊部位，以出现要求的针感为准，大杼、肩中俞、曲垣、天宗、手三里等刺 1～1.5 寸，风池、天柱、肩井、肩贞、巨骨、肩髃等刺 0.5～1 寸。

3. **药物剂量**　混合药液一般 10～15ml。

4. **疗程**　穴位分 2～3 组交替进行，每次 3～5 个穴位，每日或隔日 1 次，反应强烈者可 2～3 日 1 次，10 次为 1 个疗程。

五、注 意 事 项

1. **注意寻找针刺感**　一般多产生酸、胀、麻、沉等得气感，如没有针感，则应稍退改变角度继续寻找。

2. **无菌操作**　严格按照无菌操作，以防感染。

3. **严格配伍禁忌**　注射前检查药液有无化学反应、絮状物产生，如有化学反应，不能注射。

4. **切忌进入血管**　颈部血管多供应头部，刺破或注入药液可产生不良后果，有时甚至很严重。因此，必须熟悉颈部较大血管走行,尽量避开,以防刺破,如果刺入血管、回抽有血,应稍退,改变进针角度。

5. **避开神经干**　颈部神经较丰富,穴位注射时,应避开神经干,如针尖触到神经干,患者有触电感,要稍退针,然后注入药液。

6. **避开脊髓**　颈部注射时,切记避开脊髓,尤其是较瘦患者,刺入不要过深,同时注意感受,缓慢进针,寰枕间隙注射更要注意。

7. **避开肺**　上背部要掌握好深度、针感,防止刺破肺,引起气胸。

8. **其他**　年老体弱者,注射部位不宜过多,用药量应稍减。

第11章 封闭疗法

封闭疗法是通过局部注射局部麻醉药和糖皮质激素,抑制局部炎症渗出,改善局部神经肌肉的营养状况而达到消肿止痛的一种治疗方法。因具有良好的消炎止痛效果,故是骨科常用的治疗方法,对于颈椎病也有较好的疗效,封闭疗法中使用糖皮质激素由于有一定不良反应,其他疗法效果不好时偶尔运用。

一、封闭疗法的作用

1. 止痛　封闭疗法的局部麻醉药能消除传向神经系统病理冲动的来源,阻断了局部病变发出的疼痛信号,使疼痛感消失。

2. 保护神经系统　局部麻醉药消除了疼痛,阻断了疼痛的恶性循环,使神经系统得到休息和调整,从而达到保护作用。

3. 消除肌肉紧张痉挛　局部麻醉药由于消除了原发病灶的疼痛刺激,缓解了反射性肌紧张、肌痉挛的继发因素,使颈部肌肉松弛。

4. 促进局部血液循环　由于局部肌肉紧张、痉挛的消失,使局部血供增加,促进了血液循环,改善了肌肉的营养状况。

5. 消除炎症　封闭疗法中的糖皮质激素能抑制非感染性炎症,减轻充血,降低毛细血管的通透性,抑制炎症的浸润和渗出,而局部麻醉药能改善局部血液循环,增加新陈代谢,加速代谢产物和水肿、炎症的消散吸收,从而达到协同作用,消除炎症。

二、常用封闭药物

1. 注射用盐酸罗哌卡因

(1)药理作用:是长效酰胺类局麻药,其作用持续时间长,且具有麻醉和镇痛作用。其药理学特点为心脏毒性低微、感觉阻滞与运动阻滞分离较明显,具有外周血管收缩作用。因此,该药尤其适用于术后镇痛和产科麻醉。罗哌卡因与传统局麻药相比,具有下列优点。①疗效作用:罗哌卡因作用时间明显长于其他长效局麻药,皮下浸润麻醉作用时间较同浓度的丁哌卡因长 2~3 倍。②疗效独特:罗哌卡因的感觉-运动阻滞分离度远大于丁哌卡因,且清除率较高,使其更适合于镇痛。③可控性强:罗哌卡因的麻醉效果呈剂量依赖性,也就是说罗哌卡因产生的感觉与运动阻滞程度是可预测可控制的。④毒副作用低微:罗哌卡因没有一般长效局麻药的心脏毒性较大的缺点,该品极少发生心脏毒性,且胎儿对本品具良好耐受性。

(2)功能主治:外科手术麻醉,硬膜外麻醉,包括剖宫产术、区域阻滞、急性疼痛控制、持续硬膜外输注或间歇性单次用药,如术后或分娩镇痛。

(3)用法与用量:0.5%盐酸罗哌卡因 5ml,最大剂量不超过 200mg。

(4)禁忌:①对酰胺类局麻药过敏者禁用;②严重肝病患者慎用;③低血压和心动过缓患者慎用;④慢性肾功能不全伴有酸中毒及低血浆蛋白患者慎用;⑤年老或伴其他严重疾病需施用区域麻醉的患者,在施行麻醉前应尽力改善患者状况,并适当调整剂量。

2. 利多卡因

(1)药理作用:局麻作用较普鲁卡因强 2 倍,持续麻醉时间长一倍,毒性也相应加大,穿透性、扩散性强,主要用于阻滞麻醉和硬膜外麻醉。还具有抗心律失常作用,对室性心律失常疗效较好,作用时间短暂,无蓄积性,反复使用,不抑制心肌收缩力,治疗剂量血压不降低。

(2)用量:常用剂量为 0.5%～1%利多卡因 10～15ml,每次不超过 0.15g。

(3)不良反应:常用剂量一般不会引起不良反应,但不良反应的发生率比普鲁卡因高,轻者有头晕、眼发黑,重者为骨骼肌震颤或抽搐,对抽搐者可给予苯巴比妥、苯妥英钠等。心肝功能不全者,应适当减量。禁用于二度或三度房室传导阻滞、有癫痫大发作史、肝功能严重不全者。

3. 丁哌卡因

(1)药理作用:为长效局部麻醉药,麻醉效能比利多卡因强 4 倍,一般给药后 4～10min 作用开始,15～25min 达到高峰,用其 0.5%的溶液加肾上腺素做硬膜外阻滞麻醉,作用可持续 5h,弥散度与利多卡因相仿。本药在血液里浓度低,体内蓄积少,作用持续时间长,为一种比较安全的长效局部麻醉药,临床上不仅用于麻醉,还用于神经阻滞。

(2)用法与用量:局部浸润麻醉,成人一般用 0.25%,儿童用 0.1%,小神经阻滞用 0.25%,大神经阻滞用 0.5%,硬膜外麻醉用 0.5%～0.75%,成人常用量为 2mg/kg,1 次量为 200mg。

(3)注意:与碱性药物混合会发生沉淀。

4. 糖皮质激素　由肾上腺皮质束状带细胞合成和分泌,更多的是人工合成品,它们对糖的代谢作用强、对钠钾的代谢作用弱,主要影响糖和蛋白质的代谢,特别能对抗炎症,封闭治疗颈椎病,主要是用其抗炎作用。

(1)药理作用:抗炎作用。能抑制炎症、减轻充血,降低机体毛细血管的通透性,抑制炎性浸润和渗出,抑制纤维细胞的增生和肉芽组织的形成,防止炎症的粘连、瘢痕。此外,还有抗毒作用,抗过敏作用,抗休克作用等。

(2)用法与用量:可以静脉给药、肌内注射、局部封闭等。局部用量:①氢化可的松每次 12.5～50mg;②可的松每次 25～

100mg；③泼尼松每次 12.5～75mg；④泼尼松龙每次 12.5～75mg；⑤地塞米松每次 5～10mg；⑥曲安奈德每次 2.5～5mg。

（3）注意事项

①糖尿病：糖皮质激素可促进糖原异生，降低组织对糖的利用，使血糖升高，减少肾小管对葡萄糖的再吸收，从而诱发糖尿病或使病情加重，故糖尿病患者禁用。

②高血压：糖皮质激素可使血中胆固醇含量增高，并可使水和盐潴留，从而使血压更加增高，故高血压患者应慎用。

③心脏病：心脏病患者往往有慢性水钠潴留的水肿症状，糖皮质激素有不同程度的水钠潴留及排钾作用，能使心脏病加重，故心脏病患者少用。

④活动性溃疡病、活动性结核病：糖皮质激素能抑制蛋白质的合成及增加其代谢，易致溃疡病出血、穿孔，可使活动性结核病扩散。

三、封 闭 方 法

1. 项韧带封闭　取坐位稍低头或俯卧位，在颈正中线自枕外隆凸至第 7 颈椎之间的各颈椎棘突寻找压痛点或索条块，常见部位多位于第 5、第 6 颈椎棘突处。局部常规消毒后，持注射器快速刺入，然后慢慢至棘突进行注射，并分层向两侧肌肉筋膜浸润，多点疼痛多点同时治疗。

2. 横突封闭

（1）第 1 颈椎横突：取仰卧位，头略转向健侧，在乳突与下颌角连线上端、乳突前、下方各 1cm 处有一骨性突起即是，按之有压痛，局部常规消毒后，慢慢进针至横突，回吸无回血、脑脊液后，注入药液。

（2）第 6 颈椎横突：取仰卧位，头转向健侧，胸锁乳突肌后缘与环状软骨平面延长线交叉点处有一骨性突起即为第 6 颈椎横突。局部常规消毒后，持注射器刺入至横突，回吸无回血，注入药液。

（3）第 2－第 5 颈椎横突：取仰卧位，头转向健侧，自乳突至第

6 颈椎横突做一连线,在连线前方约 0.5cm 处,自上而下依次摸到第 2—第 5 颈椎横突,并做好标记,局部常规消毒后,刺至横突注射药液。

3. 关节囊封闭　取俯卧位或坐位趴于桌前,双臂放于桌上,前额抵于前臂支撑头部,在病变棘突旁开两横指处垂直进针,针尖达骨质后即为关节囊,患者多有酸胀、疼痛,即可注入药液。注射时不要将针尖向上斜刺。

4. 颈神经根封闭　取仰卧位或坐位,头转向健侧。方法同颈椎横突穿刺,刺至相应的颈椎横突,再将针尖向上或下试刺几次,即可出现放射性麻木、疼痛,说明已刺中相应的神经根。可根据临床麻木或疼痛的位置,来判断神经根的位置,并验证穿刺是否准确,如穿刺神经根准确,回吸无回血,注射药液,如不成功,则应继续寻找。

5. 椎间盘封闭　取仰卧位,头转向健侧。第 5、第 6 颈椎椎间盘病变较多,以第 5、第 6 颈椎为例,胸锁乳突肌后缘与环状软骨平面延长线交叉点,即为第 6 颈椎横突,局部消毒后,持针刺至第 6 颈椎横突尖,再将针以 15°～20°慢慢向上向内刺入,遇到弹性柔韧组织,回抽无回血或其他液体时,即达椎间盘,注入药液。正常椎间盘仅可注入 0.1～0.3ml,破裂时,可注入 0.5～0.8ml,不可强行注入过多。

6. 颈后肌肉封闭

(1)枕下小肌封闭:取俯卧位或侧卧位,找到寰椎侧块和枢椎横突并做好标记,局部常规消毒后,将针慢慢刺入找到寰椎侧块,回抽无回血或脑脊液,注入药液,再将针刺至枢椎横突,注入药液。

(2)颈中下段肌肉封闭:取俯卧位或侧卧位,在颈椎棘突旁找到病痛部位并做好标记,局部常规消毒后,持注射器刺入,边进针边注药液,直至椎板,由浅至深,由上到下,由一侧到另一侧。

7. 肩胛骨内上角封闭　取端坐位或趴于桌上,在肩胛骨内上角找到压痛点或硬结,并做好标记,局部常规消毒后,持注射器刺入,达到肩胛骨内上角或内缘,回抽无回血,注入药液。

8. 菱形肌封闭 取坐位或俯卧位,在肩胛骨内侧与脊柱之间寻找压痛点,多位于脊柱与肩胛骨内缘中线偏外与肋骨交接处,并做好标记,可有 1 个压痛点,也可出现多个压痛点。局部常规消毒后,持注射器刺至肋骨,注入药液,多点者分别注入。

9. 其他封闭 颈椎病患者,也可在肩胛冈下窝、肩胛骨外侧缘、上臂、前臂等出现明显压痛点,这些部位相对较安全,也可给予封闭治疗。

四、神 经 阻 滞

1. 枕大、小神经阻滞 取俯卧位,患侧在上的侧卧位或趴于桌上,枕大神经压痛点位于乳突与枢椎棘突连线的中点,按压有向头顶、前额放射性痛。做好标记,局部常规消毒后,持注射器朝上45°慢慢刺入,当患者感到放射痛时注入药液。也有部分没有放射痛者,也可注入药液(图 11-1)。

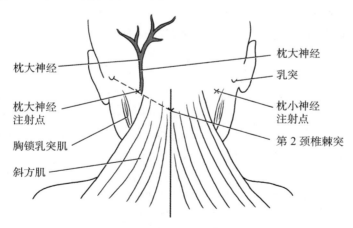

图 11-1 枕大、枕小神经注射点示意

枕小神经注射点位于乳突后方胸锁乳突肌附着点后缘处,按压可有头外侧放射痛,常规消毒后,持注射器刺入,有异感即注射药液。

2. **颈丛神经阻滞** 取仰卧位,去枕头,头转向健侧,在胸锁乳突肌后缘与甲状软骨上缘的水平线相交处,摸到第 4 颈椎横突,术者示、中两指在前、中斜角肌间沟,触及第 4 颈椎横突结节,局部皮肤及示、中两指常规消毒后,持针经两指间以稍向下背方向在斜角肌间刺入,达第 4 颈椎横突结节间沟处,注入药液,然后将针退至皮下,再注入药液。

3. **臂丛神经阻滞** 去枕仰卧位,头转向对侧,在锁骨中点上可触到前、中斜角肌,在前、中斜角肌肌间沟,向颈椎横突方向重压时,有异感向前臂放射,即为穿刺点。局部常规消毒后,持注射器刺过皮肤向对侧腋窝方向缓缓刺入 1～2cm,患者主诉有异感并向上肢放射即可停止进针,回抽无回血,注射药液,如果触及骨质,为第 6 颈椎横突,可退针少许,改变方向,向后或向前再寻找异感(图11-2),本法注射时要避开动、静脉,注意不要刺破胸膜。

4. **星状神经节阻滞** 星状神经节由颈下交感节和胸$_1$交感节合并而成,主要用于颈动脉型、交感神经型颈椎病,其阻滞方法有以下 2 种。

(1)前入法:取仰卧位,头转向健侧,在胸锁关节上方 2cm,将胸锁乳突肌内侧头与颈总动脉内缘向外推开,气管向内推,在气管与颈总动脉之间形成一间隙。局部常规消毒后,垂直刺入达第 7 颈椎前外侧,针尖触及椎体,回抽无回血、气、脑脊液,注入药液。

(2)侧入法:取仰卧位,头转向健侧,在锁骨中点上方 3cm 处,胸锁乳突肌后缘与颈外静脉相交点为穿刺点,局部常规消毒后,持注射器刺向第 7 颈椎横突,达横突后回抽无回血、气、脑脊液,注射药液。

5. **肩胛上神经阻滞** 取端坐位或骑坐于椅子上,双手自然下垂,先摸出肩胛冈、肩胛骨下角,在冈上缘做一平线,通过其中点做

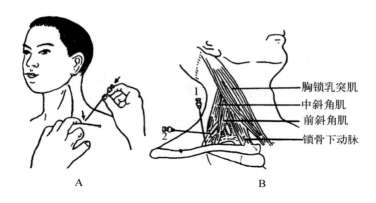

图 11-2　臂丛神经注射疗法的操作

　　A. 臂丛神经锁骨上穿刺法体表显示；B. 深部组织的显示

1. 锁骨上穿刺；2. 锁骨上加斜角肌间隙穿刺（左手中指扣住锁骨下动脉的搏动，右手穿刺针对着横突或椎体；颈部深黑线指示颈外浅静脉所在）。

一垂线，其外上方角的平分线上 1.5～3cm 处为穿刺点，局部常规消毒后，用长穿刺针垂直刺入，向下内前方向推进，至喙突的基底部，将针退至皮下，略引向更内侧些，找到切迹并滑过，有肩部放射性异感，回抽无回血，推注药液。

五、注 意 事 项

　　1. 严格无菌操作，以防感染。

　　2. 局部皮损者禁用。

　　3. 由于糖皮质激素有不良反应，封闭疗法不能作为常规用法，只在其他疗法效果不佳时运用，且不能长期运用，如 2～3 次效果不明显，停止应用。

第12章 推拿疗法

推拿疗法是在中医学理论指导下,结合现代医学理论,运用推拿手法作用于人体特定的部位和穴位,以防治疾病的一种方法。

推拿疗法具有疏通经络、滑利关节、调节脏腑气血的功能,增强人体抗病能力等,对于颈椎病患者较为适应,尤其是惧怕针刺者,具体来说推拿对于颈椎病具有加速血液循环,增强局部新陈代谢,消除颈部水肿和无菌性炎症,增加肌肉活动量,缓解肌肉紧张和痉挛,利于颈部活动,舒筋通络、活血化瘀,松解颈部软组织的粘连。缓解神经根的压迫,消除颈臂麻木疼痛等,还能整复椎体的紊乱、小关节的滑脱、滑膜嵌顿等,促进病变组织修复,解除神经、血管受压而达到治疗作用。

一、常规推拿方法

1. 舒筋法 医者用双手掌根部,从头开始,沿着斜方肌、背阔肌、骶棘肌、胸锁乳突肌等肌纤维方向,分别向颈外侧,肩、背部疏理,然后再从肩部开始,向上臂、前臂分疏,手法由轻到重,以患者舒适为度,每个部位反复10次。

2. 滚法 用滚法在颈部、上背部、肩部、上肢等部位治疗,先从颈部开始,逐渐向下,力量由小到大,深透有力,重点部位是疼痛、麻木处或结节状、条索状等反应物处,每个部位往返多次(图12-1)。

3. 一指禅推法 用一指禅推法在后头、颈部、上背部等部位推治,重点部位为压痛点等阳性反应处,要求医者腕部放松,沉肩、垂肘、悬腕,手法频率每分钟 120 次以上。

4. 揉法　用指揉法在头后部、颈部等揉多次,力量由小到大,以患者能忍受为度,重点部位也是阳性反应点。用掌揉法在上背部等揉按,由上到下,由里到外,力量要深透有力,顺着肌肉走向(图 12-2)。

5. 拿法　用双手或单手捉拿颈后、颈两侧、肩部等肌肉,力量以患者耐受为度,反复 10 余次(图 12-3)。

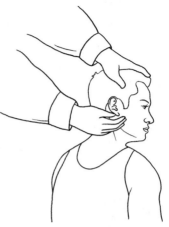

图 12-1　擦法

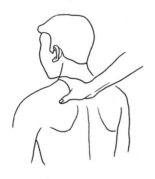

图 12-2　揉法

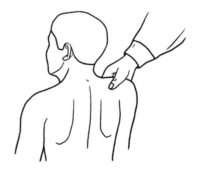

图 12-3　拿法

6. 按法　按法多与揉法相结合,组成按揉复合手法。用手指按揉法在颈、上背、上肢等压痛点或其他阳性反应点按揉多次,力量由轻到重,以患者能忍受为度。也可在颈、背、上肢腧穴风池、风府、天柱、扶突、天鼎、肩井、曲垣、秉风、曲池、合谷、外关、手三里等按揉。用手掌在颈后、上背部按揉,力量要深透有力。

7. 拔伸法　也称端提法,医者站在患者背后,两前臂尺侧放于患者肩部下压,双拇指顶着风池穴部,其余四指及手掌托起下颌部,用力向上,前臂同时反方向用力,把颈椎牵开,边牵引边做头颈部的前屈、后伸、旋转等动作(图12-4)。医者也可站于患侧,右肘关节屈托住患者下颌,手扶健侧颞部,向上缓慢用力牵引,边牵引边做颈部旋转活动,医者另一手在患处压痛点上按揉亦可。此法切忌用力过猛,应缓慢用力,结束时也缓慢松开放下。

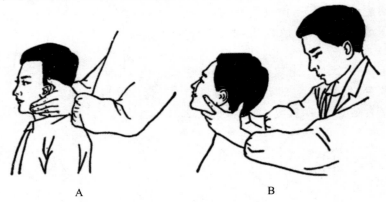

图 12-4　拔伸法(端提法)
A. 颈部端提前屈法;B. 颈部端提后伸法。

8. 旋转法　患者取低坐位,放松颈部肌肉,医者站于患者背后,一手托住患者下颌,另一手托住后枕部,两手慢慢用力,将患者头尽力上提,并使头向一侧旋转,当旋转至接近限度时,医者双手用力使头部再继续旋转 5°～10°(图12-5),多可听到颈椎小关节弹响声,再用同样的方法向对侧旋转。旋转时切忌最后幅度过大,同时保持向上牵引的力量。

9. 拍打叩击法　医者在患者颈项部、上背部等用手掌或拳进行拍打、叩击,以患者感到舒适,使组织舒展为度,反复 10 余次。

10. **擦法**　用掌根或鱼际在颈后部、上背部进行直线来回摩擦,用力要稳、动作要均匀连续。

对于颈椎生理曲度变直者,加用以下手法,取仰卧位,肩与床边齐,医者坐于患者头前,一手托颈部,一手扶下颌,相对牵引,托颈部手向下移动,并依次向上托患者颈椎以改善其生理曲度。

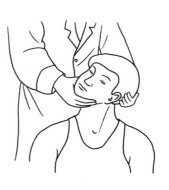

图 12-5　旋转法

以上是常见颈椎病的颈型、神经根型的手法治疗,临床上占绝大部分,对于椎动脉型或交感神经型颈椎病伴有头晕、头痛者,可加点按枕部压痛点、四神聪、角孙、头维、太阳、鱼腰、攒竹等穴位,并于头部行扫散法。对于交感神经型颈椎病有脏腑症状者,可根据症状分别加其背腧穴,如肺俞、心俞、胃俞等。对于脊髓型颈椎病,常规推拿手法宜轻柔,不能用旋转法,再在上、下肢加点按、指揉等法。

推拿时,为了减少摩擦、增加舒适度、提高疗效,可配合运用按摩乳。按摩乳的组成为桂皮油、丁香油、薄荷脑等,具有温通血脉、散寒止痛的作用,按摩时,涂施术部位,加以推拿按摩。

二、整 脊 疗 法

整脊疗法是通过手法整复调理结构位置异常的脊柱,以达到治疗脊柱及其相关疾病的医疗方法。

1. **整脊的作用**　人体的脑神经、脊神经、自主神经通过脊柱分布于全身,支配内脏、躯干、四肢等功能活动,如果脊柱因姿势不良、外伤、受凉等原因而造成位置结构发生改变,则可刺激、压迫神经、血管等,引起神经、血管及相关组织器官的功能失调,而出现肢体或内脏的症状,形成各种各样的疾病。运用正确的手法整复调理结构发生改变的脊柱,使其恢复到正常的位置和结构,可解除对神经、血管等的压迫和刺激,消除引起的各种症状,从而达到治疗的目的。由于颈椎是人体脊柱中活动最灵活、活动度最大、方向最多的部位,也是脊柱中较为薄弱的部位,其发生位置结构改变的概率最大,产生的症状最多,不但有颈部症状,还有头面症状、上肢症状、内脏症状等,因此颈椎病等相关颈部疾病也是整脊疗法最常见的适应证,因整脊疗法没有疼痛,所以较受患者欢迎。

2. 操作方法

(1)仰头摇正法:患者仰卧、低枕,医者一手托着枕部,另一手托着下颌,使患者头上仰,转头,至转到最大角度时,稍加用力,可听到关节复位的弹响声,即可使错位的关节复位。患者仰头可使第2—第7颈椎椎体后关节锁定不动,适于寰枕、寰枢正中关节的错位。

(2)低头摇正法:患者仰卧、平枕,低头,医者一手托着后颈,拇指按压于错位横突后结节处,另一手托着面颊,以枕部为支点转动头部,当转至最大角度时,托面颊的手稍加用力,即可复位。此法适于第2—第6颈椎椎体后关节旋转错位,低头时中位颈椎错位者前屈20°左右,下位颈椎错位者前屈30°左右。

(3)侧头摇正法:患者侧卧、低枕、前屈位,医者一手托着头耳部,另一手托着后颈部,拇指按于错位椎体横突下方,将头扳起呈侧屈状转头,当转至最大角度时,稍加用力,即可复位。此法适于第2—第6颈椎椎体钩突关节旋转错位及侧弯、侧摆错位。患者颈前屈角度同低头摇正法。

(4)侧卧摇肩法:患者侧卧、平枕,上面上肢侧放,手置臀部,医者站于后方,一手拇、示指夹住错位横突前后方,另一手扶于肩部,做向前推、后拉的摇动,在摆动中即可复位,适于第5颈椎至第2胸椎椎体的旋转式错位。

(5)侧卧推正法:患者侧卧、平枕,医者一手拇、示指夹持后突棘突,另一手托住下颌,使头做前屈后仰活动,当仰头时,拇、示指稍加用力向前推动,即可使椎体推正。此法适于前后滑脱式错位,也可用于颈椎变直,反张者。

（6）反向运动法：患者端坐位，医者站于身后，用拇指按住上背部痛点，嘱患者先后仰，再用力前屈，医患同时用力，可反复 2～3 次，痛点多消失。此法适用于上背部肌肉痉挛、压痛明显者。

三、刮 痧 疗 法

刮痧疗法是以中医学脏腑经络理论为指导，运用刮痧工具，在体表特定部位进行刮摩，使皮肤充血发红，呈现出紫红色的斑点，以防治疾病的方法。适用于颈椎病的治疗。

1. 刮痧的作用　刮痧疗法具有宣通气血、疏筋活络、祛瘀止痛、调理脏腑、发汗解表等作用，可使脏腑秽浊之气通达于外、血液回流加快、循环增强、新陈代谢旺盛，机体的防御能力增强。对于颈椎病患者，具有温经散寒、活血化瘀、通络止痛的作用，缓解颈部的肌痉挛、肌紧张，消除无菌性炎症，减轻对神经、血管的压迫。

2. 操作方法

（1）刮痧部位

①头部：沿督脉、膀胱经、三焦经自头项刮至颈部，适用于有头部症状颈型颈椎病。

②颈部：沿后正中线、颈椎小关节突线、横突线自上至下（图 12-6），适用于颈部酸楚疼痛、强硬不适者。

③上背部：沿上背部的督脉、膀胱经、肩胛骨脊柱沿、冈下窝、冈上窝、肩胛骨外侧缘等部位自上至下（图 12-7，图 12-8），适用于上背部酸痛、背沉等患者。

④上肢：沿上肢手三阳经、三阴经，自上至下（图 12-9 至图 12-11），适用于上肢麻木、疼痛、乏力者。

具体治疗部位，要根据临床症状和检查体征确定，一般为病变部位及受影响的疼痛、麻木等部位。颈椎病患者，多以一侧为主，兼顾对侧。

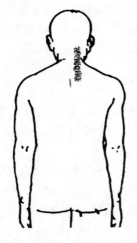

图 12-6　颈部刮痧

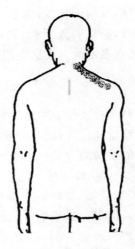

图 12-7　上背部刮痧

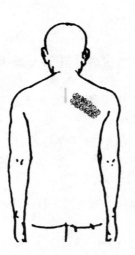

图 12-8　冈下窝刮痧

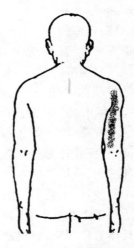

图 12-9　上臂后侧刮痧

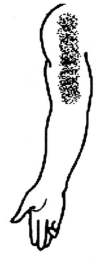
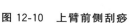

图 12-10　上臂前侧刮痧

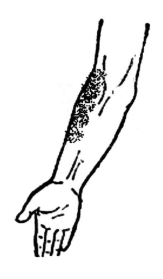

图 12-11　前臂刮痧

（2）刮拭方法：先在刮痧部位涂少许刮痧油，再用刮板自上而下、自内而外刮拭，刮拭长度为 5～20cm，每处约刮 30 次，体壮者力量可大些，体瘦者力量小些，或用间接刮痧法，刮完后，擦净油渍。

（3）时间与疗程：每次 20～30min，以局部能耐受或出痧为度，3～6d 1 次，以皮肤上痧退为准，3～5 次为 1 个疗程。

3. 注意事项

（1）急性热病、重症心脏病、结核、骨髓炎患者禁用。

（2）血小板减少性疾病、白血病等有出血倾向者忌用。

（3）刮痧后不能洗冷水澡，避风寒。

（4）刮痧后 1～2d 有轻微疼痛不适，属正常变化，不必处理。

第 13 章　功能锻炼及预防

功能锻炼是运用肢体的功能活动来防治某些损伤性疾病,以促进肢体功能康复的一种方法。

颈椎病多由于颈部不良姿势引起,功能锻炼可改善甚至纠正颈部的不良姿势,恢复其正常的功能活动,故对颈椎病患者较为适用,是一种疗效较好、方便简单、经济实惠,没有痛苦,患者乐于接受的疗法,而且对于预防颈椎病的产生或治愈后复发也有较好的作用,是临床治疗颈椎病最为常用的辅助疗法,病情较轻的患者,通过功能锻炼即可治愈。

一、功能锻炼的作用

骨、关节的运动是靠肌肉的收缩、牵拉完成的,其牵拉的方向决定着骨、关节的运动方向,其牵拉力的大小决定着活动程度,就颈椎来说也就是其结构改变的程度。正常情况下,颈部前后、左右等各个方向的活动是大致平衡的,颈椎的形态结构就保持正常。生活中由于某部位受凉、劳损或某一姿势时间过长,一个方向的肌肉收缩牵拉过长,易疲劳、慢性损伤,肌肉紧张甚至痉挛,就发生颈椎结构因牵拉而出现改变,或变直、甚至反张,或侧弯、侧突,或错缝错位等,而形成颈椎病。通过颈部各个方向的功能锻炼;重点是纠正结构改变的方向,恢复颈部各个方向力的平衡,通过肌肉的收缩、牵拉,逐渐纠正颈部的结构改变,缓解肌肉的紧张、痉挛,解除对神经、血管的压迫,加速血液循环,增强新陈代谢,促进炎症的消散吸收，部分较轻患者，通过功能锻炼，多可获愈，其具体作用如下。

1. 纠正颈椎结构的异常改变　功能锻炼颈椎各个方向得以活动，对于颈椎某个方向的病理改变可有所缓解，何况在锻炼过程中，其偏移反方向活动较多、用力较大，也较舒适，锻炼过程中，其结构的异常改变逐渐恢复，在恢复过程中，由于多个方向活动的幅度、力的大小适宜，因此其恢复过程是良好的，不会出现新的不良改变。

2. 缓解肌肉紧张、痉挛　长期某一方向的活动，或持续一个姿势，某一部分肌肉长期用力而得不到休息，部分肌纤维因过劳而损伤，一方面未损伤的肌纤维需更大的力量以代偿损伤部位的功能；另一方面其对损伤部位的保护也需付出更大的力量，就形成了肌紧张、痉挛的状态。功能锻炼，通过各个方向的活动，使紧张的肌肉得到休息，损伤部位得以修复，肌紧张、痉挛就会逐渐缓解，甚至消失。

3. 改善血液循环、增强新陈代谢　功能锻炼增加了颈部的活动，通过肌肉的收缩、舒张，促进血液循环，增加局部血流量，改善了颈部的血液循环，加速其代谢产物的排出，促进了新陈代谢。

4. 强身健体、扶正祛邪　功能锻炼能促进机体气血运动，血液流畅，精血充足，筋骨强健，增强了人体体质和抗病力，起到了健身强体、扶助正气、祛除邪气、有病能治、无病能防的作用，有利于颈椎病的康复。

5. 舒筋活络、濡养筋脉关节　颈椎病患者局部多有瘀血，瘀血内停，新血则不达，气血不充，筋脉失养，拘挛疼痛。功能锻炼能使气血运动通畅，化瘀生新，舒筋活络，新血布达，筋脉得养，有利于缓解痉挛、筋强、筋硬等，使关节滑利、屈伸灵活。

6. 纠正不良的习惯姿势　功能锻炼占用不良习惯的时间，增加活动的舒适度，一开始是患者的强制活动、自主活动、自主纠正，逐渐过渡到其不由自主的活动和纠正，甚至成为生活中的一部分，不同程度地改变生活习惯,纠正其不良姿势。

7. 增加颈部的肌肉力量和颈椎稳定性　颈椎病患者因神经受压可有不同程度的肌肉萎缩,肌力下降,造成颈部不稳。功能锻炼能增加肌肉的活动量,增加血液供应,使肌肉得养而强壮有力,减少萎缩。肌肉力量的增强、肌肉的丰满,对颈椎起着保护作用,增加了颈椎的稳定性。

8. 消除无菌性炎症,缓解疼痛　颈椎病患者局部可形成无菌性炎症,刺激神经根而疼痛,功能锻炼使颈部活动适度增加,代谢旺盛,水肿、炎症加速外排,持之以恒的锻炼可不同程度地减轻甚至消除无菌性炎症,减轻颈臂疼痛等症状。

9. 预防颈椎关节粘连、骨质增生　功能锻炼,使颈椎的粘连因牵拉而少量多次得到松解,未粘连者因炎症的消散吸收而使粘连无法形成,可增加骨骼血供,骨因得养而变得坚强有力而不致疏松。

二、功能锻炼方法

1. 颈椎锻炼方法

(1)颈屈伸法:取站立位或坐位,站立时两足与肩同宽,双手叉腰,颈后仰至最大幅度,维持 3～5s,然后还原;再低头至最大幅度,维持 3～5s,还原(图 13-1)。

(2)颈侧屈法:取站立位或坐位,颈向左侧尽量侧屈,至最大幅度维持 3～5s,然后头颈还原;再向右侧尽力侧屈,至最大幅度后维持 3～5s,然后还原(图 13-2)。

(3)颈旋转法:取站立位或坐位,颈先向左侧旋转至最大幅度,维持 3～5s,还原;再向右旋转至最大幅度,维持 3～5s,还原(图 13-3)。

(4)颈伸缩法:取坐位或站立位,头颈先向上伸,如头顶物状,双肩下垂,至最大幅度维持 3～5s,还原;然后头颈向下缩,双肩上耸,至最大幅度维持 3～5s,还原(图 13-4)。

通过功能锻炼,各个方向都得到活动,但不是一样的活动,应

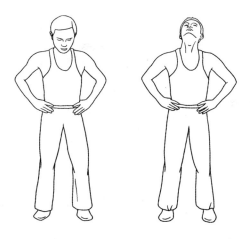

图 13-1　颈屈伸法

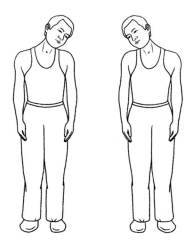

图 13-2　颈侧屈法

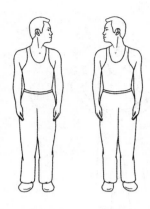 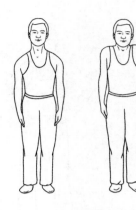

图 13-3　颈旋转法　　　　图 13-4　颈伸缩法

根据受限的方向、症状、病情决定功能锻炼的重点方向、幅度和次数,颈椎保健操也是这样。

2. 颈部保健操

(1)头仰俯运动:取立位或坐位,用力向后仰头,停留 3s,还原;再尽力低头,停留 3s,还原。

(2)头侧屈运动:取立位或坐位,头用力向一侧弯曲,停留 3s,还原;再用力向另一侧弯曲,停留 3s,还原。

(3)头左右旋转:取立位或坐位,头尽力向一侧转动,停留 3s,还原;再尽力向另一侧转动,停留 3s,还原。

(4)抗阻力仰头运动:取立位或坐位,双手指交叉放置头后部,头用力后仰,双手给予一定阻力,头仰起后停留 3s,还原。

(5)抗阻力低头运动:取立位或坐位,双手托住下颌部,尽力低头,双手给予一定阻力,停留 3s,还原。

(6)抗阻力侧屈运动:取立位或坐位,左手放于头部右侧,头用力向右侧屈,左手给予一定阻力,停留 3s,还原;再右手放于头左侧,头用力向左侧屈,右手给予一定阻力,停留 3s,还原。

三、注 意 事 项

功能锻炼治疗颈椎病有较好的疗效,但必须掌握要领,方法得当,否则不利于颈椎病的康复,甚至使症状加重。因此,功能锻炼时必须注意如下几点。

1. 重症患者、急性发作期疼痛较重,以休息为主,不做功能锻炼或只做部分功能锻炼,动作不要求到位,以防病情加重。

2. 功能锻炼要和缓有力,不可过猛过快,否则可使症状加重。

3. 功能锻炼动作要规范、准确。

4. 在功能锻炼过程中,如果某一动作使症状加重,应及时停止该动作的锻炼。如椎动脉型颈椎病,旋转动作可诱发头晕,不宜做旋转动作。

5. 要持之以恒、坚持不懈。功能锻炼作为辅助疗法不可能取得快速疗效,寄希望短期内练好的可能性不大,因此要坚持锻炼,持之以恒,使症状在锻炼中逐渐减轻,直至消失。

6. 不可超负荷锻炼,要循序渐进。突然的超负荷锻炼,颈部可能因不适应而受到损伤,使症状加重,因此不可急于求成,超负荷锻炼。锻炼要制订好计划,循序渐进,开始时间短些,没有不适后逐渐增加,尤其是老年人更应注意,锻炼时间要自己摸索,以锻炼后颈部舒适为度。

7. 对活动受限者,不必要求锻炼的幅度,幅度可适当减少,以防症状加重,受限缓解后,再加大锻炼的幅度。

四、颈椎病的预防

颈椎病多由颈部姿势不正、受凉等引起,而工作和生活中避免这些因素可预防颈椎病的产生和复发。因此,在生活和工作中应纠正不良的习惯,并注意保暖。

1. **姿势要正确**　颈部的姿势决定着颈椎的形态结构,正确的姿势使颈椎保持一个正确的结构,则颈部活动自如有度,功能正常。如果长期姿势不正,则颈椎结构发生改变,影响其功能活动,致颈部活动不利,甚至受限。因此,生活和学习中,颈椎应保持正确的姿势。

学生处于长身体的发育时期,学习要保持良好的姿势,坐姿要端正,使颈椎等脊柱处于良好的位置,读书30min要活动颈部,不能躺着看书,切忌沉迷上网、玩手机。

看电视作为休闲活动,也要注意姿势,尽量端正,可经常变换姿势,不能躺着看使颈椎处于扭曲状态。

睡眠时体位应使颈部、腰部保持自然曲度,全身肌肉放松,床铺应保持脊柱平衡,以木板床为佳,应面朝上或侧身睡觉,不能趴着睡。

午休睡姿同晚上,不能坐在沙发上睡觉,也不能趴在桌子上睡觉,因为这样不仅使颈部扭曲损伤,还可使颈部受凉。

2. **枕头高低要合适** 人超过1/3时间是在床上度过的,枕头的高低直接影响颈椎的姿势,枕头高低合适,放置合理,颈椎就能保持良好的姿势和生理曲度。如果枕头过高或过低,或高低虽合适,但放的位置不合理,长此以往就会影响颈部的姿势和颈椎生理弯曲,可使颈椎变直、反张、侧弯等结构改变。一般来说,枕头的最佳高度为10cm左右,枕头的最高处托扶颈部,而不是头部,颈部放于枕头上,能使头保持略后仰的姿势,侧身睡使枕头与肩宽同高,颈放置在舒适角度。

3. **工作要劳逸结合** 有些工作人员,如文字工作者、司机、电脑操作者、电焊工等为颈椎病高发群体,这与他们长期颈部姿势不良的习惯有关,也是预防颈椎病的重点人群,一定要注意劳逸结合。工作一定时间要活动一下颈部,如低头写作者、画家工作半小时左右朝各个方向活动颈部2~3min,电脑操作员每工作半小时,也要活动颈部,司机停车后活动颈椎。这些人群,平时多做颈部保健活动,并注意朝工作姿势的反方向运动。

4. **避免受凉** 颈椎病以往冬春季多发,但近年来随着空调、电风扇的应用,夏天发病也不少,尤其是青年人,因此颈部受凉,导致颈部血管、肌肉收缩,血液供应差是颈椎病产生的重要因素。因此,在工作和生活中,应注意颈部保暖。年轻女性不要穿领口过低的衣服,天冷要及时加衣被,夏天空调温度不要过低,以 25~27℃为宜,电风扇也不要长期直着吹,晚上开窗通风也注意不宜过度,尤其是风大过凉时。冬天寒冷时要穿高领衣服、戴围巾等。

5. **活动要适度** 青少年是爱动的年龄,平时玩耍打闹等活动要保护颈椎,翻跟头等不要损伤颈椎,这些活动要适宜,成年人逗小儿玩也要注意颈椎,如传统的双手挟持头把小孩身体带起的"拔萝卜"等易损伤颈椎,要避免这些动作。

参考文献

[1] 郭世绂. 临床骨科解剖学[M]. 天津:天津科学技术出版社,1988.

[2] 李平华,黄先学,蔡中生. 腰椎间盘突出症的非手术疗法[M]. 北京:中国医药科技出版社,2011.

[3] 黄强民,庄小强,谭树生. 肌筋膜疼痛触发点的诊断与治疗[M]. 南宁:广西科学技术出版社,2010.

[4] 朱汉章. 小针刀疗法[M]. 北京:中国中医药出版社,1992.

[5] 符仲华. 浮针疗法治疗疼痛手册[M]. 北京:人民卫生出版社,2011.

[6] 邵福元,邵华磊. 颈肩腰腿痛应用检查学[M]. 郑州:河南科学技术出版社,2002.

[7] 刘农虞,刘恒志. 筋针疗法[M]. 北京:人民卫生出版社,2016.